薄毛、白髪、細毛…

頭皮を耕せば
髪が健康になる！

頭部リンパ流しで髪が増えた！

美髪堂店主　横田有里恵

頭皮をさわってみてください。
ボコボコしたふくらみや、
イタ気持ちよさを感じませんか？
その正体、じつは
頭皮下に蓄積している老廃物
＝ゴミ！
これを放っておくと髪の寿命が縮み、
薄毛、白髪が進行したり、
クセ毛や細毛を招いたりします！

□頭頂部の髪や前髪が薄く、ペタンコになる
□以前よりも抜け毛が増えた
□白髪が増えて目立つようになった
□髪がうねる、クセが出てきた

／ このような髪のトラブルがある人は ＼

頭皮下に老廃物が多く溜まって
ボコボコしている
可能性大！

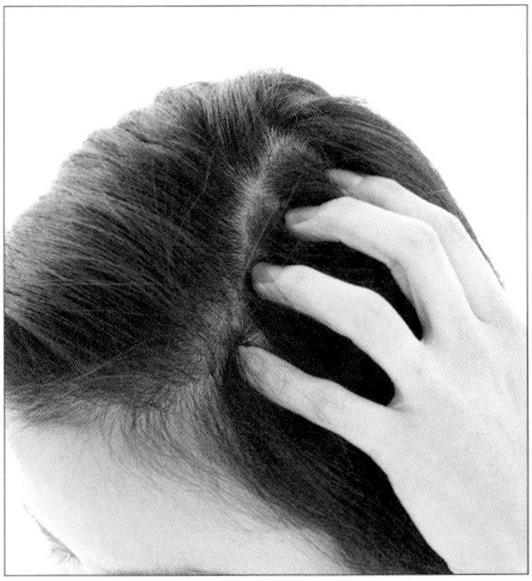

頭部は筋肉を意識的に動かしにくいため、リンパが滞りやすいのです。細胞活動で出る老廃物（ゴミ）が頭皮下に蓄積して、髪の毛の根っこを圧迫。髪をつくる細胞に栄養が届きにくくなり、薄毛、白髪、クセ毛に！

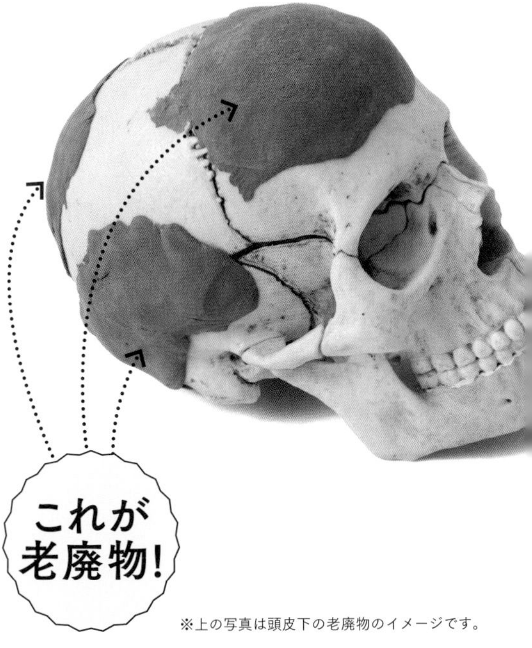

※上の写真は頭皮下の老廃物のイメージです。

頭皮下の老廃物をほぐして流し、
美髪が生える頭皮環境（土壌）をつくるメソッドが
「頭部リンパ流し」。
老廃物を減らせば、
太く、長い美髪が育ち、
毛量感もアップ！
クセ毛の改善にもなり、
白髪が黒髪に復活する人も！

頭皮下の老廃物が減ると……

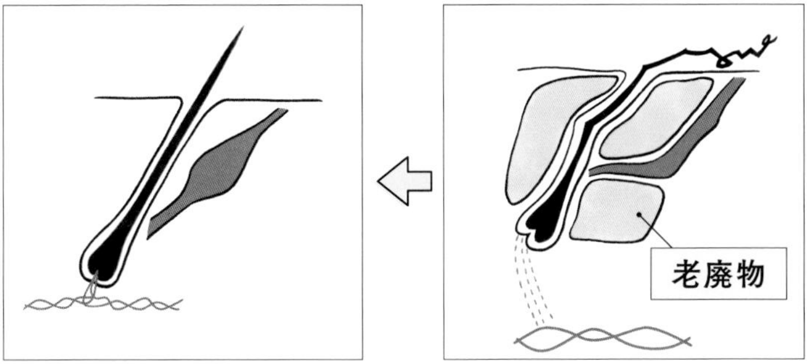

髪が太く、長くなり
立ち上がりも
よくなって
薄毛が改善！

髪をつくる
細胞に栄養が
行き届いてツヤの
ある黒髪に！

うねり、クセが
出にくくなり
まとまりの
いい髪に

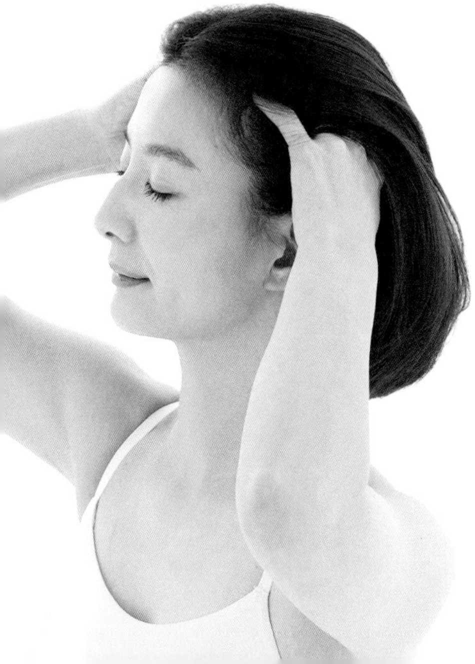

頭部リンパ流しは、髪の根っこがある頭皮下の環境（土壌）を整える方法。老廃物の多い部分をほぐし、リンパを流して排泄を促します。髪の毛が深く根を張って血管から髪を育てる細胞に栄養が行き届き、太く長い毛に成長！　薄毛や白髪、クセ毛も改善します。

クセ毛が改善！ 実例集

の髪の変化。頭皮下の老廃物を減らせば元気な髪を育てられる！と希望が持てる貴重な実例です。

60代・女性

頭頂部がボコボコし、抜け毛が増えて髪の成長が止まっていました。月に1回の施術、自宅で毎日、頭部リンパ流しを実践。だんだん頭頂部の髪の毛が伸びて2か月後には地肌が隠れはじめ、8か月後には豊かな髪に！

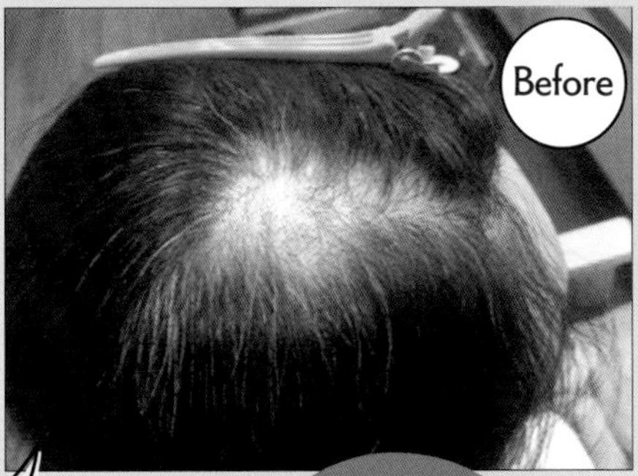

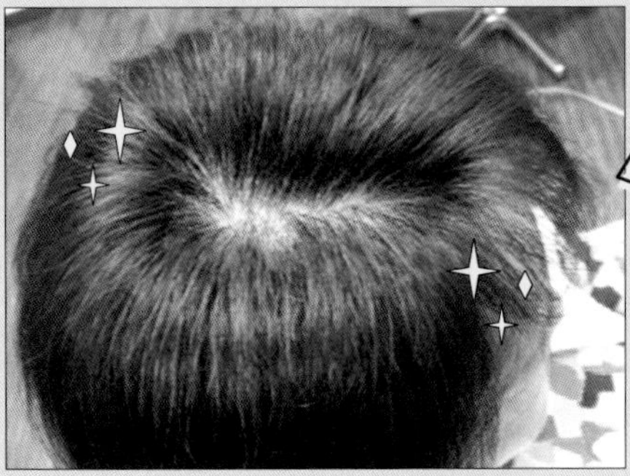

After

8か月後

髪が生えて
元気に立ち上がり
白髪が減った！

50代・男性

「とにかく気持ちがいいから」と、週1回のペースで頭部リンパほぐしの施術を受けていた男性の髪の変化。頭頂部の細く短い2〜3㎝毛が、だんだん太く長い毛に成長。1年後には毛量感が増え、びっくりされていました。

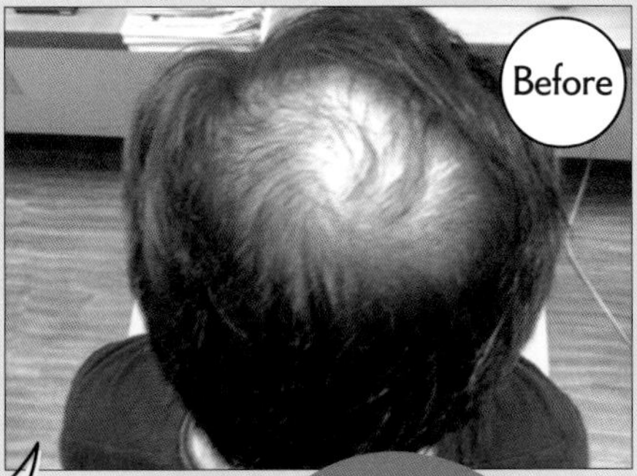

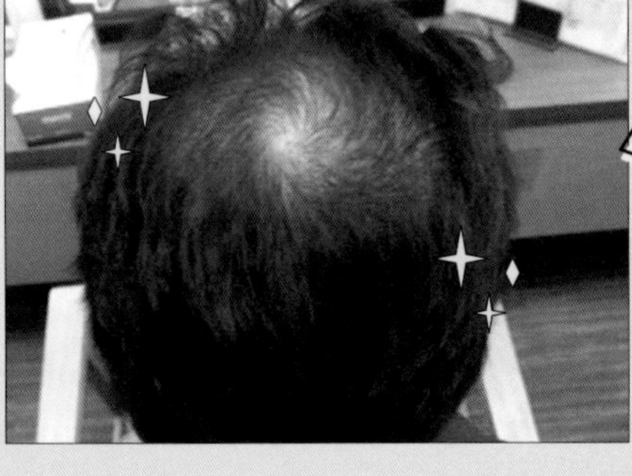

After

1年後

頭頂部の毛が
太く長く伸びて
男性型脱毛症が改善！

「頭部リンパ流し」で 薄毛・白髪・

こちらは、美髪堂での「頭部リンパほぐし」の施術、自宅で「頭部リンパ流し」を実践したみなさん

50代・女性

円形脱毛症に驚き、早く改善したいと来店されました。2か月に1回の施術、自宅で頭部リンパ流しを行い、5か月後には髪が復活。円形脱毛症は原因を解決すれば髪が生えてきますが、頭部リンパ流しが髪を育てる助けに。

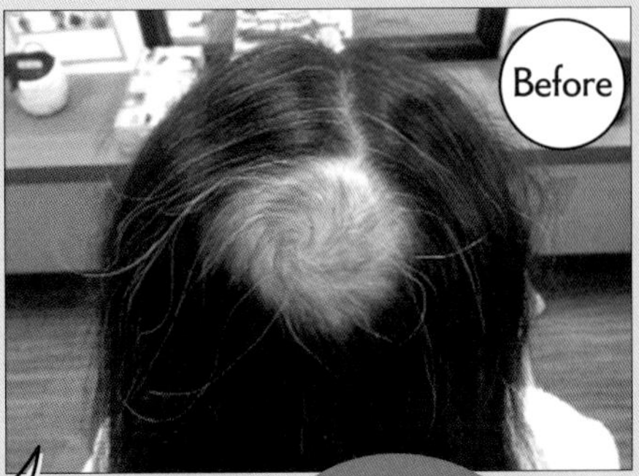

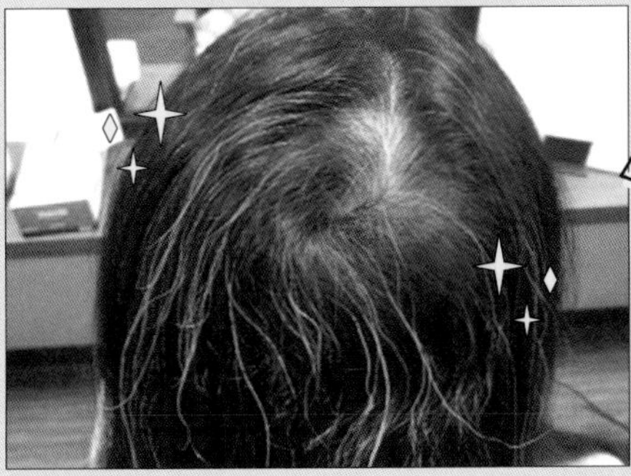

After

5か月後

つむじのおわんサイズの脱毛箇所から毛が生えてきた!

50代・女性

髪のうねりとパサつきがお悩みで、頭部リンパほぐしの施術を受けられました。ドライヤーで髪を乾かしただけで、ブラシを使ってブローしていないのですが、髪のうねりが伸びて広がりが抑えられ、ツヤも出現!

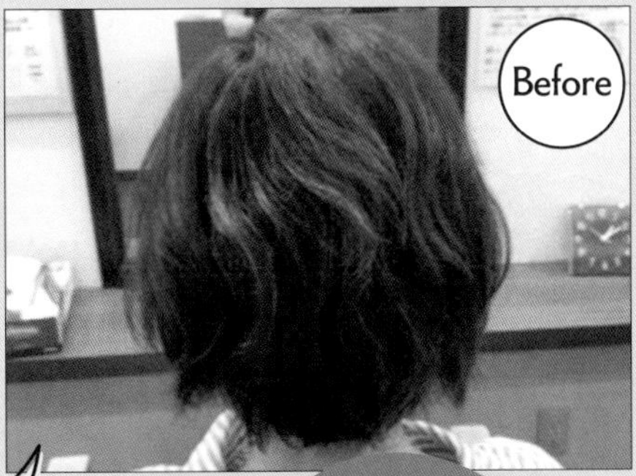

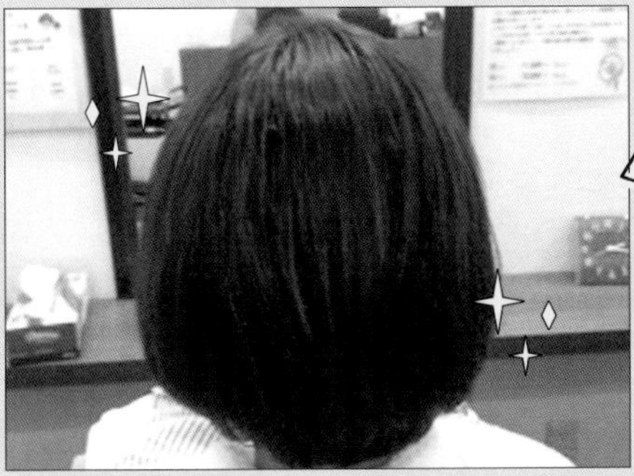

After

1回の施術後

うねっていた髪がブローなしでまとまる髪に!

58歳で白髪染めと無縁！
「頭部リンパ流し」で40代よりも
毛量感が増し、ハリとコシがある髪に！

私が店主を務める美髪堂は、薄毛、白髪、クセ毛、パサつきなどの髪のトラブルを年齢であきらめず、〝本質的な髪質改善〟をお手伝いしている美容室です。

素髪（すっぴんの髪）をキレイにする施術にこだわるようになったのは、私自身に髪質の悩みがあったからです。もともと髪の毛が細いネコっ毛なのですが、年齢を重ねて髪のボリュームダウンなどの悩みが増えました。以前は毎月パーマをかけ、スタイリング剤でふわっと見せることに四苦八苦。でも、小手先で髪をキレイに見せようとがんばっても、時間が経つとペッタンコの髪になってしまう……。それよりも、髪を育てる毛包がある頭皮下、植物でいえば〝土壌〟を整えることで、立ち上がりのいいツヤツヤの素髪が育てられると気づいたのです。

ある日、お客様から「頭にもリンパは流れているの？」と質問を受けました。調べてみると、頭部にもリンパは流れ、血液が細胞に栄養を届け、細胞活動をした末に出る燃えカスである老廃物を回収しているとわかりました。私は、この頭皮下の老廃物を減らすことが、美髪を育てる土壌づくりになると考えたのです。

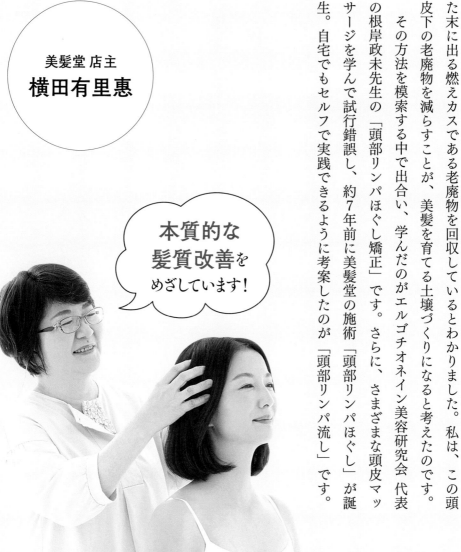

その方法を模索する中で出合い、学んだのがエルゴチオネイン美容研究会 代表の根岸政末先生の「頭部リンパほぐし矯正」です。さらに、さまざまな頭皮マッサージを学んで試行錯誤し、約7年前に美髪堂の施術「頭部リンパほぐし」が誕生。自宅でもセルフで実践できるように考案したのが「頭部リンパ流し」です。

美髪堂 店主

横田有里恵

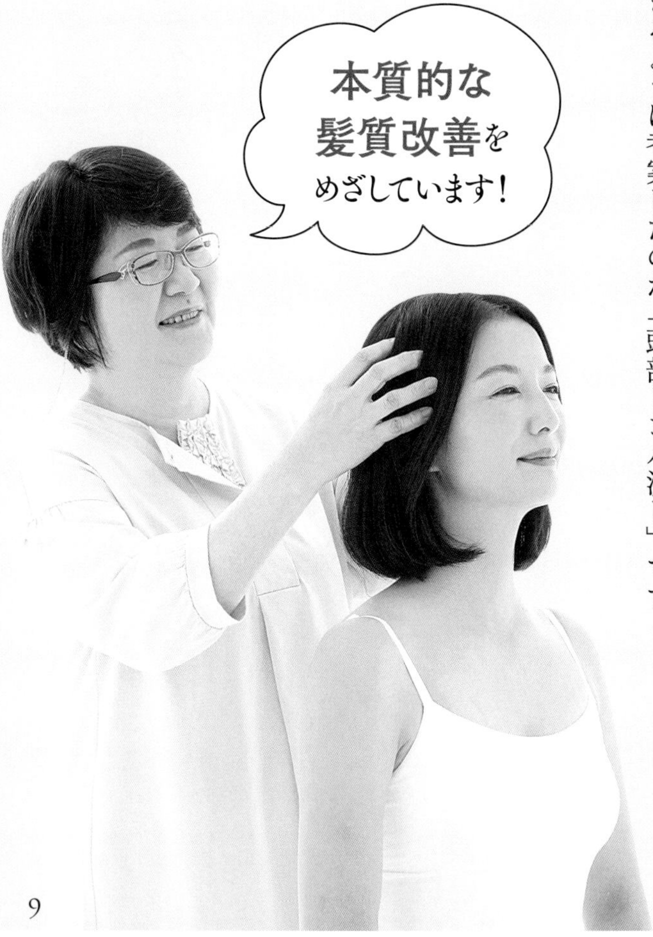

お客様や自分の髪が元気になり「頭部リンパ流し」の効果を実感

病後の髪のパサつきも毎日の頭部リンパ流しで改善！

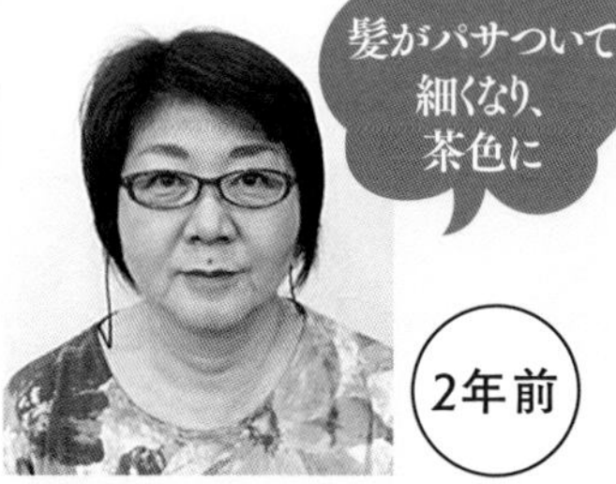
髪がパサついて
細くなり、
茶色に
2年前

大腸憩室出血で入院をし、退院後、髪がパサパサ、髪色は染めていないのに茶色に。頭頂部の毛や前髪の立ち上がりの元気もなくなりました。

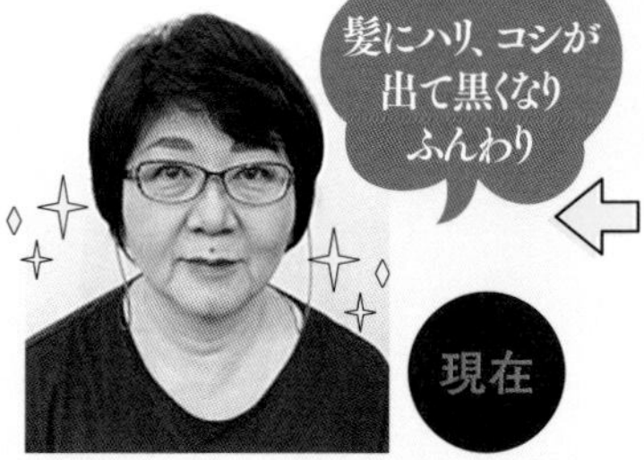
髪にハリ、コシが
出て黒くなり
ふんわり
現在

頭部リンパ流しを毎日の習慣にしてから、髪が太く成長。茶色くなっていた髪が黒髪に戻ってツヤツヤになり、毛量感もアップしました。

頭部リンパ流しを続けているみなさんからは、「毛量が増え、頭頂部の地肌が隠れた」「髪の立ち上がりがよくなった」「白髪が黒髪に戻った」など、髪質改善の声をたくさんいただいています。私も頭部リンパ流しを約7年前から入浴前にしており、58歳になりましたが、40代のころより髪にハリやコシが出て毛量感が増しました。

また、頭部リンパ流しの効果のすごさを実感した出来事がありました。一昨年、私は大腸憩室出血を患って入院をしたのですが、退院から2か月後、気づくと髪はパサパサに。黒かった髪色が茶色くなって、お客様から「あら、髪を染めたの？」と聞かれるほどでした。

美容師として、このままの髪でお客様の前に立つわけにはいかない……。それまで、頭部リンパ流しはときどき行

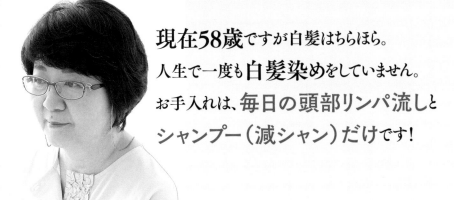

現在58歳ですが白髪はちらほら。
人生で一度も白髪染めをしていません。
お手入れは、毎日の頭部リンパ流しとシャンプー（減シャン）だけです！

う程度だったのですが、自分の頭皮と真剣に向き合おうと、毎日の習慣にしました。効果を確かめるために抜け毛をチェックしているのですが、一年後から「これは私の髪の毛？」と思うほど毛が太くなり、その後は髪のボリューム感が出て、茶色かった髪色が黒に戻ったのです。

さらに、朝までぐっすり眠れるようになって睡眠の質がよくなったのを実感。遠くが見えやすくなり、視力検査をしたら1.0から1.5に改善していたのでびっくりしました。

実感したこと

- 髪が太く丈夫になり立ち上がりがよくなった
- パサついて茶色かった髪がツヤのある黒髪に
- 寝つきがよくなって睡眠の質が向上
- 視力が1.0から1.5に改善！

YouTubeで大反響！

「頭部リンパ流し」の動画は約266万回超え再生に！

YouTube美髪堂チャンネル

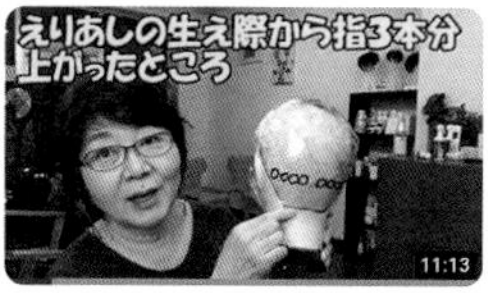
えりあしの生え際から指3本分上がったところ
11:13

57歳でも白髪染めと無縁！頭皮マッサージで白髪や薄毛を改善！　自分の手で頭皮を...
250万 回視聴・1 年前

薄毛や白髪、不調も改善したと実感コメントが！

頭部リンパ流しを実践した視聴者からは、髪質改善だけではなく、肩こりや目の疲れの改善、睡眠の質の向上など、さまざまな声が！

視聴者のコメント

- 続けたらつむじの髪の毛の密度が出てきた
- 髪の毛がふわっと立ち上がるように
- 黒髪が増え、白髪が目立たなくなった
- うねうねの髪質がキレイに
- 頭痛、目の疲れ、肩こりもスッキリ！
- 眠れなくて頭皮をほぐしたら即ウトウト
- 朝まで一度も目覚めず熟睡できた

※2022年12月末現在。

多くの人に頭部リンパ流しの方法をお伝えしたいという思いから、一昨年に『YouTube』でやり方を紹介しました。すると想像以上の反響で、約266万回※も視聴され、髪質や不調が改善したというコメントをたくさんいただきました。ありがたいことに、美髪堂にはこの動画を見たお客様が全国からいらっしゃるようになり、薄毛や白髪に悩む30〜40代の若い世代の方も相談に来られます。

本書では、頭部リンパ流しに加え、本質的な髪質改善のためのシャンプー方法（減シャン）、コーティング剤の頭皮や髪への影響などについても解説します。ぜひ、頭皮と髪のケアの参考にし、元気な髪を育ててください。髪に自信がつき、みなさんの笑顔が増えることを願っています。

美髪を育てる

本質的な髪質改善 3本の柱

美しい素髪にするには、頭皮下の老廃物を減らし、頭皮を健やかにすることが遠回りのようでいちばんの近道。そのための柱が下の3つです。

1 頭部リンパ流し

頭皮下の老廃物を減らす

頭皮下に老廃物が多く蓄積していると、髪の根っこを圧迫して、薄毛、白髪、クセ毛に。頭部リンパ流しで頭皮下の老廃物を減らし、美髪が育つ土壌づくりをしましょう。

第1章 P.17へ

2 減シャン

頭皮の皮脂を取り過ぎない

シャンプーで頭皮をゴシゴシ洗うと、皮脂を取り過ぎて頭皮のかゆみや赤み、薄毛などを招きます。バリア機能を担う頭皮の皮脂を取り過ぎない減シャンで、頭皮が健やかに！

第2章 P.59へ

3 脱コーティング剤

コーティング剤を避ける

トリートメント、リンスなどに含まれるコーティング剤（カチオン界面活性剤など）は、頭皮にダメージを与え、髪のキューティクルを剥がします。長期的な頭皮と髪への影響を知り、脱コーティング剤をめざしましょう。

第3章 P.81へ

CONTENTS

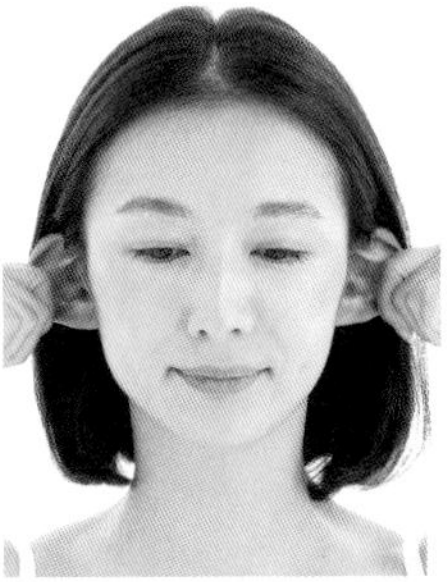

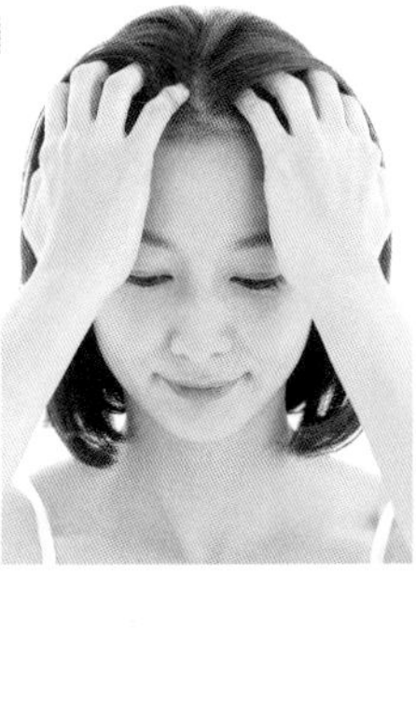

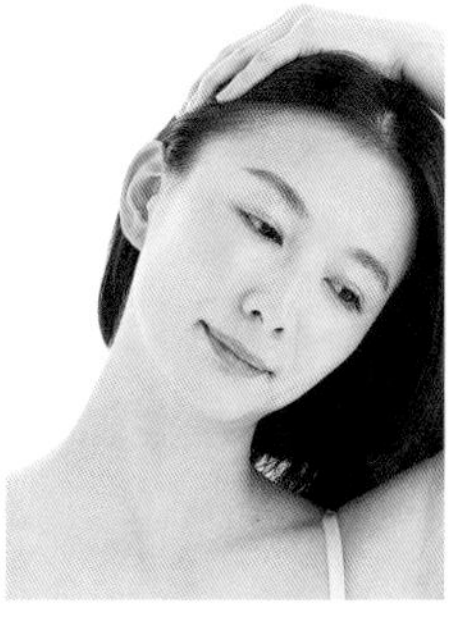

第4章

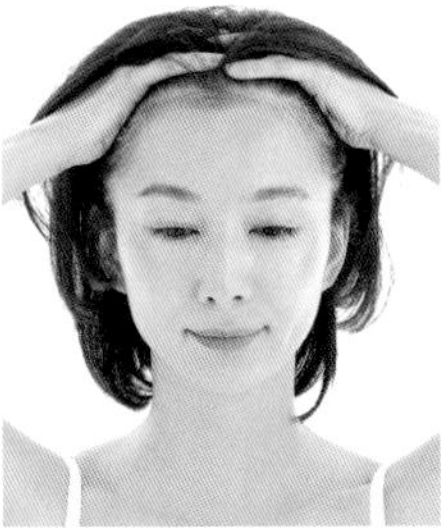

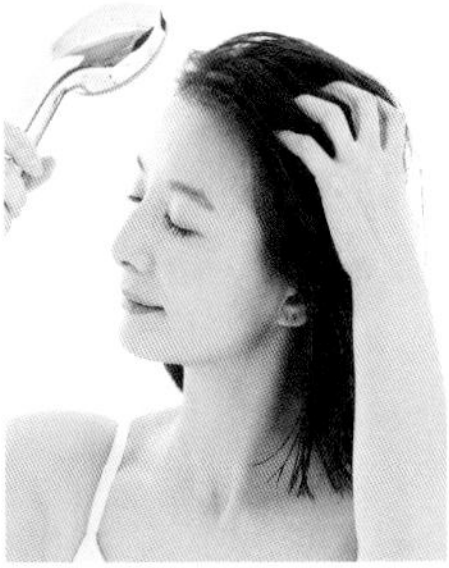

第1章

頭皮下の老廃物を減らして 元気な髪を増やす・育てる!

「頭部リンパ流し」 メソッド

髪の成長を妨げてしまうのが、頭皮下に蓄積した老廃物。
頭部リンパ流しをして老廃物を減らせば、
太くて長い、ふわっと立ち上がる元気な髪が育ち、毛量感もアップ!
薄毛、白髪、クセ毛、うねりなど、
あらゆる髪のトラブルを改善に導きます。

「頭皮下にもリンパが流れ老廃物を回収している」

「頭頂部の毛や前髪が薄くなった」「白髪が目立つようになった」「直毛だった毛にうねりが出てきた」……年齢を重ね、このような髪の悩みが出てきていませんか？　髪質は生まれつきのものもありますが、加齢によって薄毛、白髪、うねり、クセ毛などの髪のトラブルが出てきたのなら、頭皮下に流れるリンパが滞り、〝老廃物〟が蓄積しているせいかもしれません。

リンパは全身に網目状に張り巡らされている、老廃物を回収する水路のような道です。私たちが食べたものの栄養素は、血管に入って体中の細胞に送られます。この細胞活動で出た燃えカスが老廃物。余分な水分や老廃物はリンパ液となり、リンパ管に入って回収、浄化され、腎臓などを経て体外へ排泄されます。

頭皮の下には、髪の毛の根っこを包む毛包という組織があり、ここで新しい髪をつくる毛母細胞や髪色を黒くする色素幹細胞などが働いています。頭皮下にもリンパ管が通っており、髪をつくる細胞活動などで出たゴミを集めて流し、髪が育つ環境を整えているのです。

頭皮下のリンパの役割

頭皮の下には リンパ管が網目状に張り巡らされている

頭部にも細いリンパ管が通っており、頭皮下の組織間に溜まった余分な水分や老廃物を回収しています。頭部のリンパ液は、耳の近く、首、鎖骨などのリンパ節に集まり、老廃物のゴミをキャッチして浄化。その後、リンパ液は静脈に入り、腎臓などを経て尿で排泄されます。

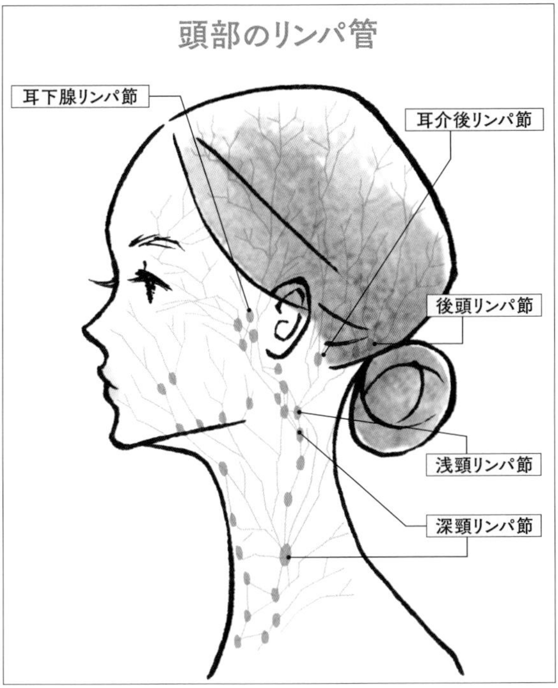
頭部のリンパ管
耳下腺リンパ節
耳介後リンパ節
後頭リンパ節
浅頸リンパ節
深頸リンパ節

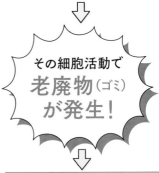

血液に栄養がのって髪を育てる細胞などに届けられる

⇩

その細胞活動で老廃物（ゴミ）が発生！

⇩

余った老廃物がリンパ管に入って回収、浄化される

⇩

腎臓などさまざまな臓器を経て尿で老廃物が排泄

リンパの流れがスムーズだと

美髪が育つ！

「髪の成長を妨げる原因は頭皮下に蓄積した老廃物！」

頭皮の表面は平坦で、つるんとしているイメージはありませんか？　じつは違います。私は美容師として多くの人の頭皮に触れてきましたが、ほとんどの人がボコボコした頭皮をしているんです。そして、髪の毛が細い、白髪や抜け毛が多い、うねりやクセなどの髪のトラブルは、そのボコボコした部分から生えている髪に集中しています。そう、このボコボコの正体は、髪の成長を妨げている頭皮下の〝老廃物〟なのです。

血液は心臓の力強いポンプ作用で全身に送り出されていますが、リンパにはそれがなく、呼吸や筋肉運動でゆっくり流れています。体や顔の筋肉は日常生活で動かせますが、頭部の筋肉を動かす機会はあまりなく、意識して動かすことも難しいですよね。だから、頭皮下はリンパが滞って老廃物が蓄積しやすいのです。

何十年も頭皮をほぐしてこなかった人は、リンパが滞って老廃物が積み重なり、まるで根雪のようにカチコチ。でも大丈夫です。手を使って頭皮を刺激（マッサージ）すれば、その圧で老廃物がほぐれ、リンパの流れがよくなって髪のトラブルが改善に向かいます。

頭皮下に老廃物が溜まると……

薄毛、白髪、うねり、クセ 髪のトラブルの原因に！

下は、頭皮と頭蓋骨の間に蓄積した老廃物のイメージ。老廃物が多い場所はボコボコしていたり、出っ張っていたり、少数ですがやわらかくブヨブヨしている人もいます。薄毛、白髪、クセ毛などの髪のトラブルに加え、肩こり、目の疲れ、頭痛などが出ている場合も。

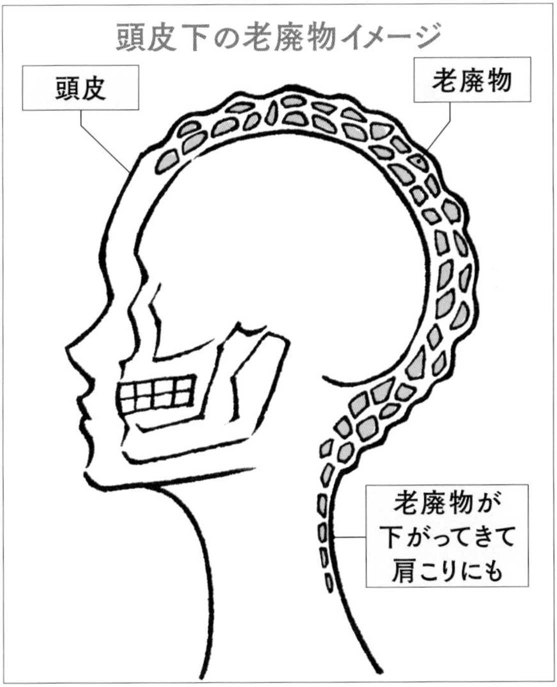
頭皮下の老廃物イメージ
頭皮
老廃物
老廃物が
下がってきて
肩こりにも

目の疲れ、頭痛など不調にもつながる

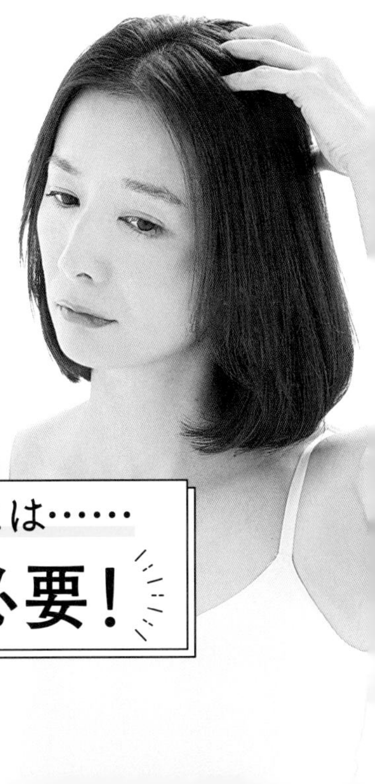

頭部のリンパの流れを促すには……

外からの刺激《マッサージ》が必要！

「頭皮下に老廃物が多いと毛が細くなりペタンコの髪になりやすい」

髪には毛周期があり、〝抜けては生える〟を繰り返して毛量を保っています（Ｐ．１０４参照）。健康なら薄毛が一気に進むことはなく、加齢とともに何十年もかけてじわじわと進みます。薄毛の人の場合は、まだ髪の毛が短いうちに成長が止まって抜けてしまうので、だんだんと毛量が減っていってしまうのです。

髪の寿命は４～６年ほどといわれますが、薄毛が進んで数か月で髪が抜ける人も見られます。髪の寿命が短くなる原因のひとつが、頭皮下に老廃物が蓄積することです。頭皮下に老廃物が多いと、髪の毛が新しくつくられるときに根っこを包む毛包が浅くなってよじれ、髪をつくる細胞や黒くする細胞に栄養が届きにくくなります。そのことにより、生え変わるときに細く短い毛、うねった毛、白髪が出てきてしまうのです。さらに、髪の毛を立ち上げる立毛筋が機能せず、髪が頭皮に張りつくように生えてボリューム感が減ってしまうこともあります。

頭皮下のリンパの流れをよくして老廃物を減らせば、髪が生え変わるときに毛包が深くなって太く長い髪に成長し、立ち上がりもよくなっていきます。

頭皮下に老廃物が多い状態

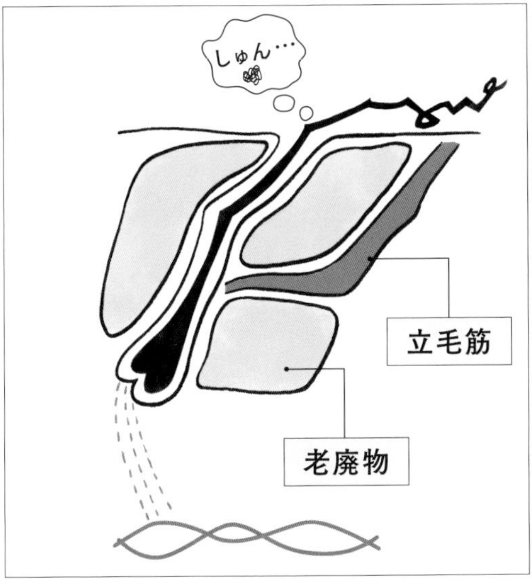

髪が寝てしまい ボリューム感ダウン

毛の1本1本に立毛筋があり、髪の毛を斜めに立ち上げています。老廃物が多いと、この立毛筋の機能が低下。

栄養が行き届きにくく 細く短い毛に

頭皮下の老廃物が毛包を圧迫。髪の根が浅くなって血管から遠ざかると細胞に栄養が届かず、薄毛や白髪に。

頭皮下に老廃物が少ない状態

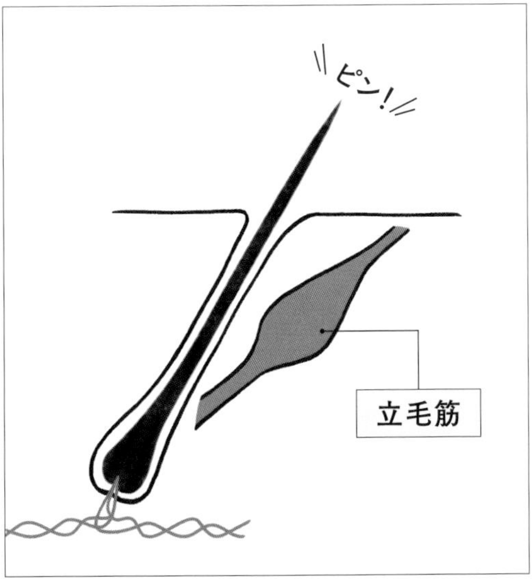

髪がしっかり 立ち上がる!

頭皮下の老廃物が減って毛包のよじれがなくなると、立毛筋も働きやすくなりボリューム感のある髪に!

栄養が行き届き、 太く長い髪に!

老廃物が少ないと髪の毛が深く根を張れます。血管から髪を育てる細胞に栄養が届いて、太く長い毛に成長。

「頭部リンパ流しで老廃物（ゴミ）を掃除！太く、長く、黒い美髪が育つ土壌に！」

頭皮の下には髪を育てる組織の毛包があり、その近くを血管やリンパ管が通って栄養の運搬や老廃物の回収が行われています。髪の毛を植物にたとえると、頭皮下は土壌。この土壌が老廃物（ゴミ）だらけでは、水路の流れが滞り、髪を成長させる細胞への栄養の運搬もうまくいきません。荒れた土壌からは細く弱々しい髪しか生えてこず、薄毛や白髪が進んでいきます。畑を耕すときは、まずゴミや石を除くように、太く長い豊かな髪を生やす土壌づくりとして、頭皮下の老廃物を減らす大掃除をしましょう。

その毎日の習慣として効果的なのが、「頭部リンパ流し」です。続けると、長年、固着していた頭皮下の老廃物の固まりがほぐれ、頭皮の動きもよくなってリンパの流れや血流もよくなります。

そして、これから生えてくる髪の根っこが深くなり、栄養がしっかり行き届いて、太くて長い、ツヤのある黒髪に成長。さらに、頭頂部の毛や前髪などの立ち上がりもよくなって毛量感が増え、薄毛や白髪、クセ毛などが改善していきます。

頭皮と髪を森に見立てると……

老廃物が多い頭皮下では 弱々しい元気のない髪に

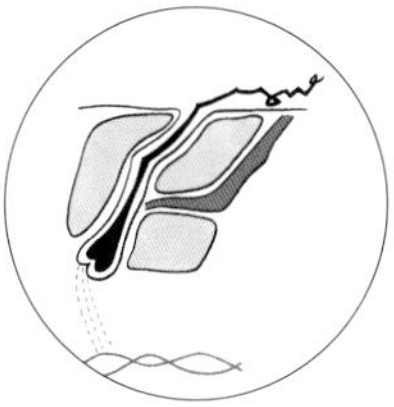

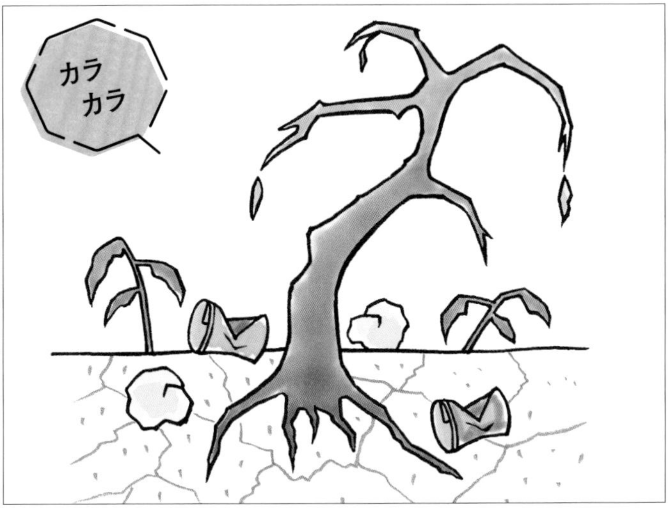

髪をつくる根っこがある頭皮下（土壌）がゴミだらけだと、血液やリンパの水路の流れが滞り、細く短い弱々しい髪に。

頭皮下の環境（土壌）を整えれば 豊かで美しく元気な髪が育つ！

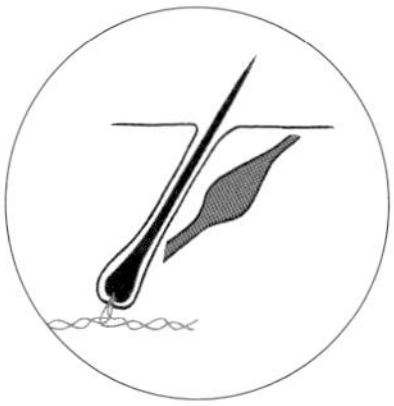

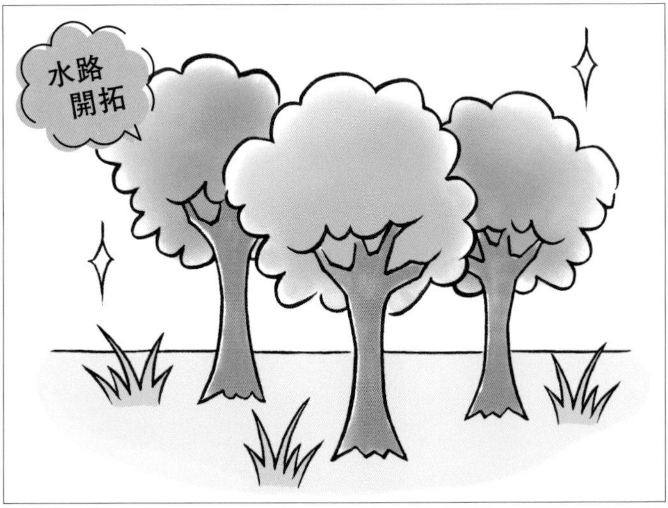

頭皮下の老廃物を減らすと血液やリンパの水路の流れがスムーズ。髪の毛の根が深くなり、栄養が十分に届いて太く長い毛に！

「頭皮下の老廃物の溜まり場をほぐして流すことで髪が元気に！」

頭部リンパ流しは、手を使って頭皮下の老廃物をとらえてほぐし、リンパ節に流して髪が育つ環境を整える髪質改善メソッドです。人によって頭皮下の老廃物が溜まりやすいところは違います。たとえば、目を酷使している人は、側頭部のこめかみの延長上あたりが老廃物でボコボコしやすい傾向があります。また、耳と耳をつないだときに（P.34頭頂部イラスト参照）、耳から上（地球儀で例えるなら北半球）はリンパや血液の流れが滞りやすく、頭頂部や前髪のある前頭部が薄毛になる人が多いです。一方、耳から下のエリアは、毛量が多くて髪の毛が太く元気なはず。しかし、えりあしの髪がうねり、細くて伸びにくい場合は、リンパの出口が詰まっている非常事態なので、ほぐす必要があります。

頭部リンパ流しを行う前にP.34からのチェックを行い、ボコボコ感のあるところを探し、髪のトラブルが気になるエリアを意識的にほぐしてください。私たちの体の細胞は常に活動して老廃物が出続けているので、蓄積しないようにするには、頭部リンパ流しを毎日の習慣にして美髪を育てていきましょう！

流す

耳、首、鎖骨などの
リンパ節(出口)に

ほぐした老廃物を流す

リンパ節は、リンパ液の老廃物などをキャッチしてろ過し、浄化するフィルター。頭皮下の老廃物をほぐしたら、耳、首、鎖骨、わきの下のリンパ節の周りも刺激すると、老廃物を頭部から流し下ろして排泄しやすくなります。

ほぐす

指の腹で頭皮をとらえ
押し回して

固まった老廃物をほぐす

頭皮を指の腹でさわったとき、ボコボコしているところが老廃物の溜まり場。その部分を指の腹で押してとらえながら、円を描くように頭皮を動かすと、だんだん硬さがほぐれてきます。薄毛、白髪、クセなどが気になるところは念入りに。

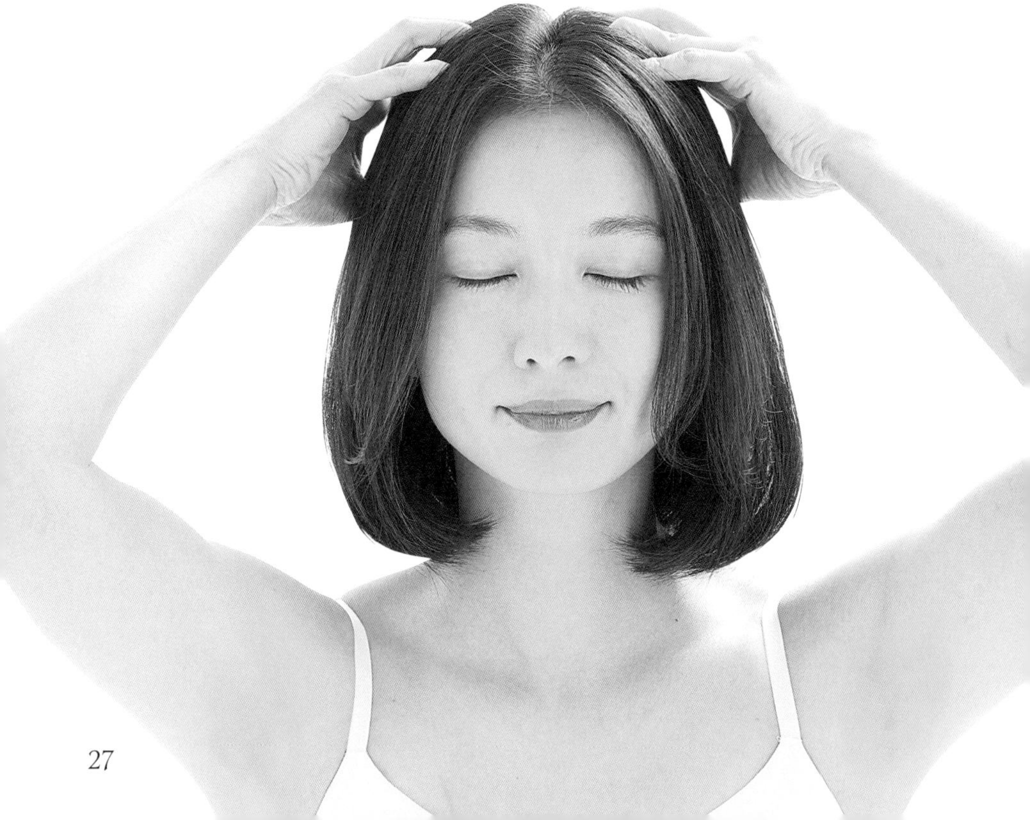

改善効果

頭部リンパ流しを続けると、今生えている髪、これから生える髪も元気になり、不調も改善！髪質の変化の実例も紹介します。

頭部リンパ流し
うれしい効果①

今、生えている髪は……

クセ、うねりが改善して立ち上がりもよくなる！

頭部リンパ流しをして最初に実感できるのが、髪のうねり、クセが改善して、まとまり、指通りがよくなること。また、頭頂部のつむじ周りの髪や前髪などの立ち上がりがよくなる効果もあります。頭皮に指の腹を密着させて押し回すようにほぐすと、毛穴やその奥の毛包がいろいろな方向に動き、立毛筋の働きがよくなって髪のクセと立ち上がりが改善すると考えられます。

クセ毛やうねりが気になる場合、入浴の前、またはシャンプー後のすすぎのタイミングなどに、クセが出やすい部分の頭皮を重点的にほぐすのがおすすめです。頭をほぐした後にドライヤーで髪を乾かすと、軽いうねり、クセであればリセットされ、まとまりがよくなります。縮れやクセが強い毛も、頭部リンパ流しを続けることでクセがゆるくなり、縮毛矯正をしなくなった人もいます。

頭部リンパ流しの 美髪＆不調

頭部をほぐす前後の 髪のうねりの変化

下の写真は、美髪堂の施術「頭部リンパほぐし」を受けたお客様の髪の変化。
施術前と比べて、髪のうねり、パサつきが1回で劇的に改善しました。

えりあしが
ハネやすい

うねりがあって
広がる……

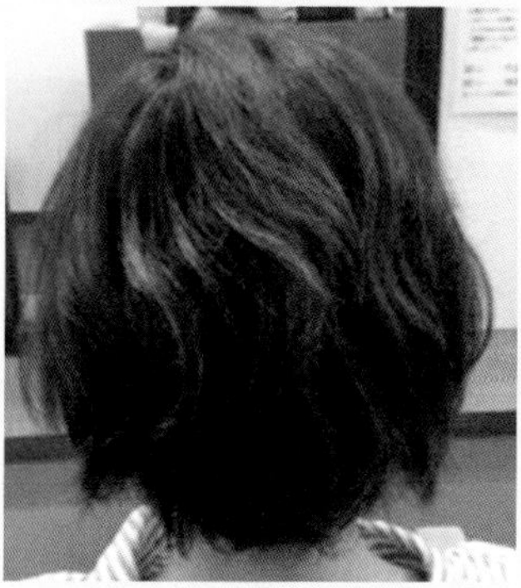

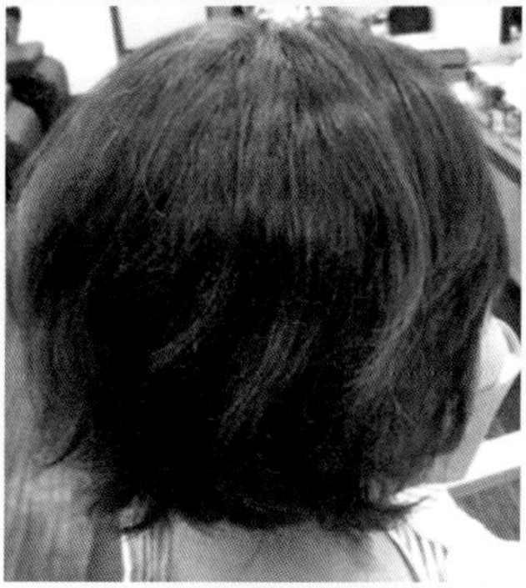

Before

サイドや後ろの髪が大きくうねり、パサつきやすいのがお悩み。写真では見づらいのですが、うねりが特に気になる前髪だけ縮毛矯正をかけたそうです。

えりあしのラインが
キレイに！

髪の毛がまっすぐ
おさまりよく！

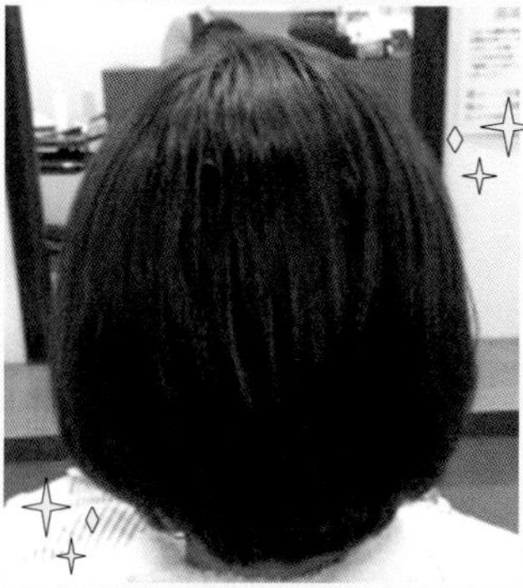

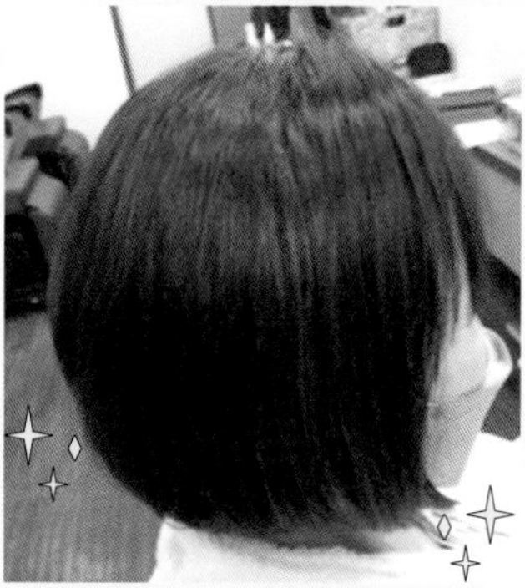

After

頭部リンパほぐしの後、ドライヤーで乾かした状態。ブラシでブローはしていません。髪全体のうねりがするんと伸び、ツヤも出ました。

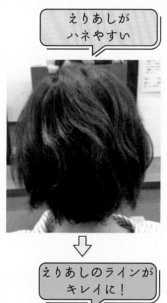

頭部リンパ流し
うれしい効果②

これから生えてくる髪は……

髪が太く長くなり毛量感がアップ！
白髪が黒髪に復活する人も

「若いころより髪の毛が細くなった」「抜け毛が増えた」……そんなお悩みを持つ人も、年齢であきらめずに頭部リンパ流しを続けてみてください。半年以上続けることで頭皮下の環境が整っていき、だんだん毛が太く、長くなり、髪がボリュームアップして豊かになった人がたくさんいらっしゃいます。左のページの薄毛改善の実例を見ていただくと、希望が持てるのではないでしょうか。また、お客様が「白髪の毛の根元が黒くなりました！」と、1本の貴重な抜け毛をお店まで持ってきてくださったこともあります。

頭皮の下で髪の毛の根っこを包み、毛母細胞や色素幹細胞が活動しているのが毛包。頭部リンパ流しをして頭皮下の老廃物を減らすと、毛包が深くなってよじれが整い、血管を通じて髪を育てる栄養が届きやすくなる効果が期待できるのです。

頭部リンパ流しを続けて

薄毛、白髪が改善！

頭頂部の円形脱毛症と男性型脱毛症が改善に向かったケースです。約半年から1年で太く長い毛に成長して頭頂部の毛量感が増し、さらに白髪が黒に戻った髪も！

頭頂部の円形脱毛が消えて豊かな髪に！

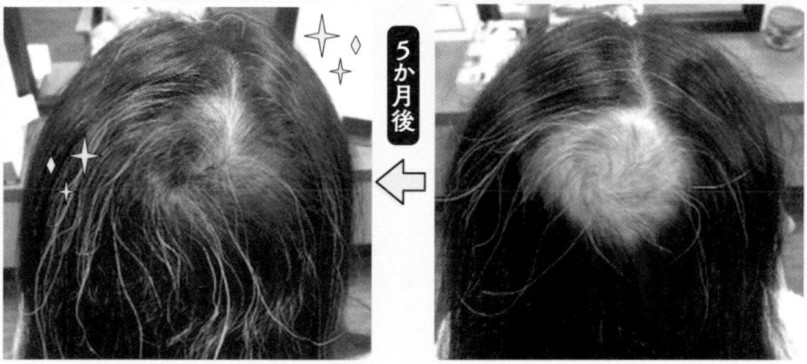
After
Before
5か月後

50代・女性

2か月に1回の施術と自宅での頭部リンパ流しを実践。円形脱毛症は原因を解決すれば髪が生えてきますが、頭皮をほぐすことが育毛を早める助けに。

髪の毛がだんだん太く長くなって地肌が隠れた！

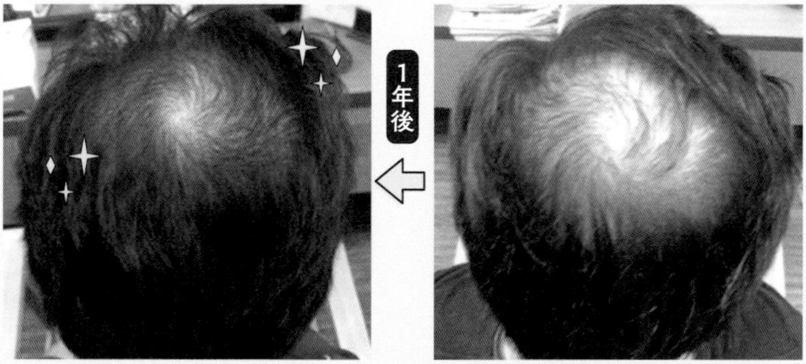
After
Before
1年後

50代・男性

最初は頭頂部に2～3cmの細い毛ばかり生えて地肌がすけて見える状態。週1回の頭部リンパほぐしの施術で、髪の毛1本1本の長さが出て重なり、地肌が隠れました。

頭部リンパ流し
うれしい効果③

不調改善＆美容効果も！

首こり、肩こり、目の疲れが取れ睡眠の質がよくなったという声も！

頭部リンパ流しの効果は、髪質改善だけに留まりません。「肩こり、首こりがスッキリした」「目の疲れが取れた」「頭痛がなくなり、痛み止めいらずになった」など、頭部リンパ流しを実践しているみなさんからたくさんの不調改善の報告が届いています。

睡眠スコアを記録しているお客様は、「寝る前に頭部リンパ流しをすると、ノンレム睡眠が深くなる」と教えてくれました。また、「起床後にベッドで頭部リンパ流しを行うと目覚めがよくなる」とおっしゃる人もいます。頭部をほぐすことは脳疲労を取り、自律神経を整えることにもつながるかもしれません。

頭皮と顔は一枚の皮膚でつながっていますが、頭部リンパ流しで前頭筋の働きがよくなって引き上がり、「おでこのシワが浅くなった」「目がパッチリして奥二重が二重になった」という人もいます。

体験者の声

首こり、肩こり、
目の疲れ、頭痛が
スッキリ！

寝つき、
睡眠の質が
よくなった

目がパッチリ！
額のシワが
目立たなくなった

思考が
クリアに！

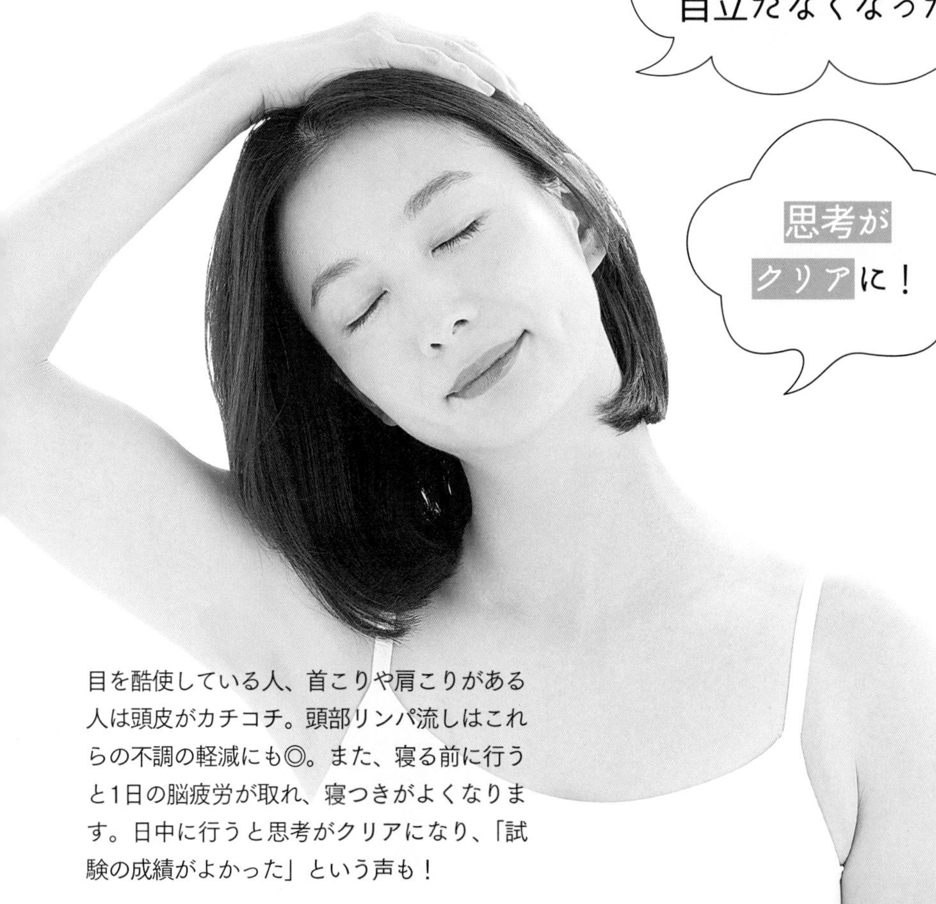

目を酷使している人、首こりや肩こりがある人は頭皮がカチコチ。頭部リンパ流しはこれらの不調の軽減にも◎。また、寝る前に行うと1日の脳疲労が取れ、寝つきがよくなります。日中に行うと思考がクリアになり、「試験の成績がよかった」という声も！

頭部リンパ流しをはじめる前に……

頭部をさわって 老廃物の溜まり場をチェック！

下の髪のトラブルに当てはまる部分に老廃物が溜まっているかも!?
頭皮をさわって老廃物のボコボコ、出っ張りを感じてみましょう。

老廃物が溜まりやすい場所と 髪のトラブルの関連

頭頂部

- □ 頭頂部や分け目に白髪、短毛、縮れ毛がある
- □ 頭頂部の毛が寝てペタンコ
- □ 頭頂部の毛量が減った
- □ つむじが割れて目立つようになった

後頭部

- □ えりあしが伸びにくい
- □ えりあしに白髪が多い
- □ 頭の後ろの髪がハネやすい

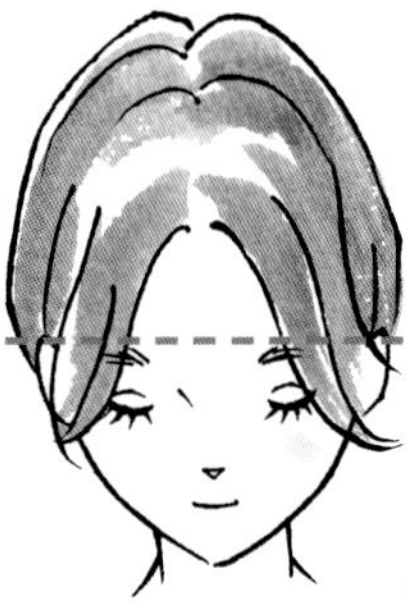

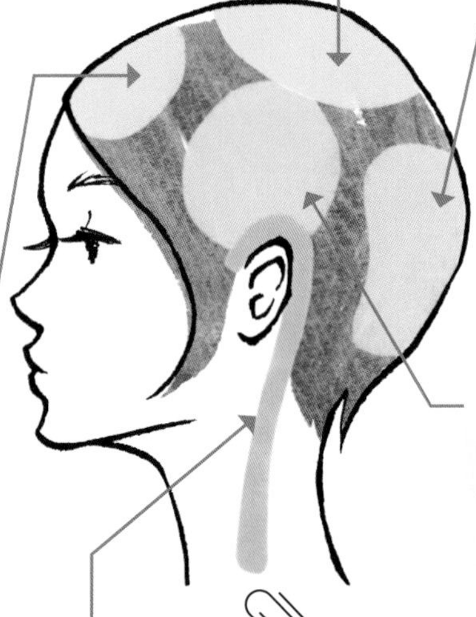

側頭部

- □ サイドに白髪が集中
- □ サイドの髪がうねる、ハネる

前頭部

- □ 前髪の毛が細い、薄い
- □ 前髪が割れる、うねる
- □ 前髪がペタンコになる

耳の近く

- □ もみあげが伸びにくい
- □ もみあげが縮れている
- □ もみあげに白髪がある

頭皮下に老廃物が溜まっていると、

その部分にトラブルが起きやすい！

Check 01 ボコボコしているところを探す

頭皮を毛流に逆らって指の腹でなぞり上げ、老廃物の固まりをとらえます。
指でボコボコを感じたら、老廃物が潜んでいる証拠。

1

髪をなぞり上げながら
下から上へ

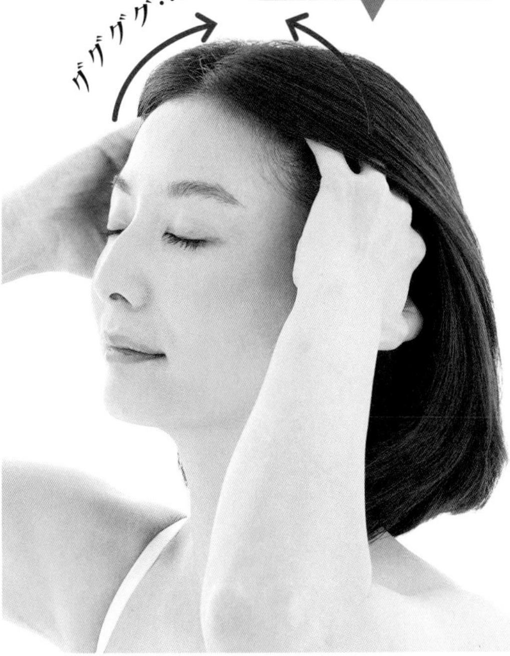

頭皮に指の腹を押し当てて頭頂部へなぞり上げる

耳の上の髪の生え際に、両手の指の腹を押し当てて頭皮をとらえます。**指の腹で圧を加えながら、頭頂部に向かってゆっくりなぞり上げます。**手の位置を対角にずらして（斜め、前後など）頭部全体をさわり、ボコボコしているところを探しましょう。

髪をかき分けて頭皮をしっかりさわる

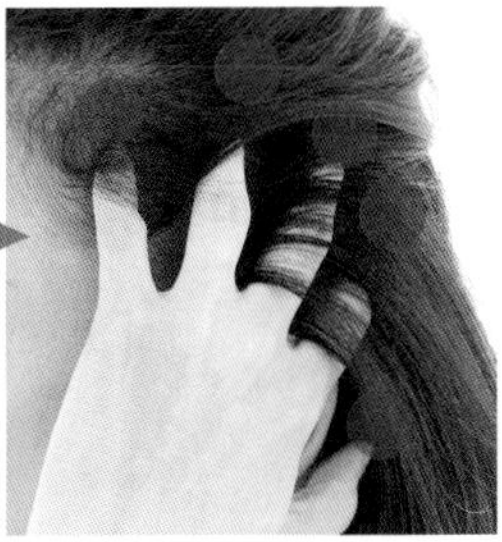

Check Point

頭皮をなぞり上げたとき指が少し引っかかってボコボコを感じるところは？

2

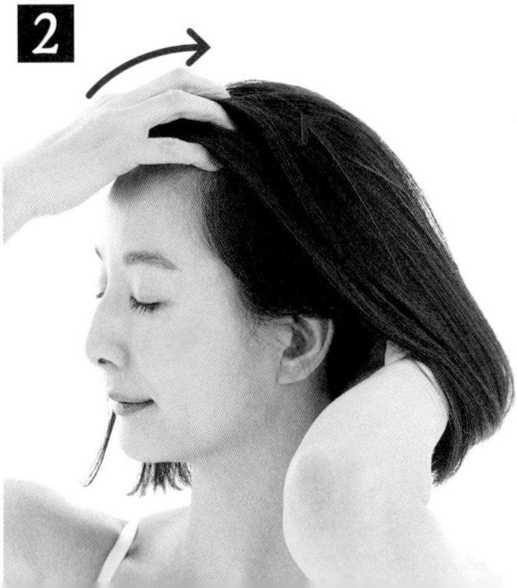

手の位置を対角にずらしていき全体をチェック！

Check 02
頭部の左右差をリサーチ

頭皮を手のひらで包み、形の左右差を感じましょう。ふくらんでいる場所は髪のクセが強い、白髪が多いなどのトラブルが現れているはず。

髪のトラブルがある
ほうがふくらんでいる!?

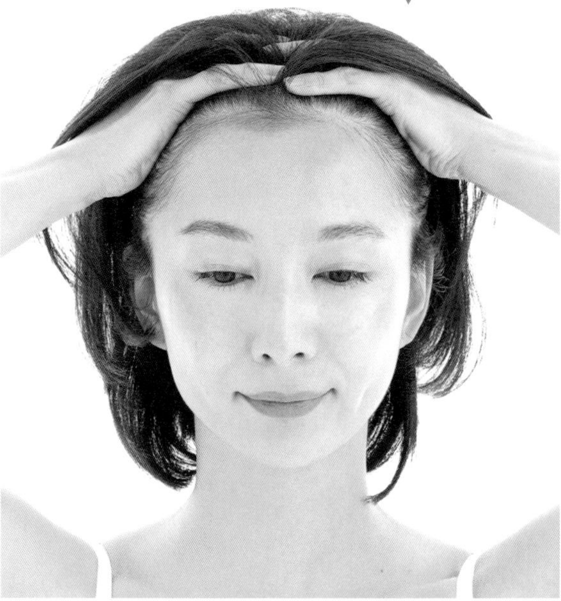

手のひら全体で
頭皮を包み込むようにさわる

髪をかき分けて両手のひらを頭皮に当て、**左右差や出っ張っているところを探します。**側頭部（左右）、前頭部と後頭部（前後）など手の位置を変えて頭部全体をチェック。

Check Point

左右でふくらみの大きいほう、出っ張りを感じるところは？

Check 01 Check 02 のチェックでボコボコ感、左右差がわかったら……

こぶしで頭部を押してキープ

こぶしをつくり、**第二関節でボコボコしているところ、ふくらんでいるところを押して1分ほどキープ**（ガマンできる程度の痛さで1分押す）。押した部分が軽くヘコめば老廃物が多く蓄積しています。

老廃物の厚みを
チェック！

1分
キープ

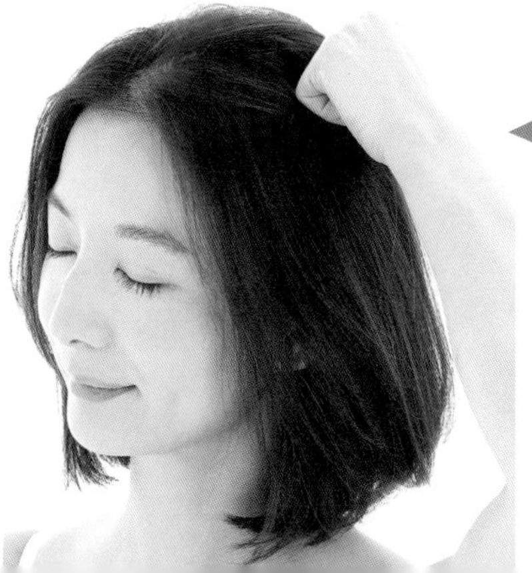

Check 03 リンパの出口の詰まりをチェック

耳の近くにはリンパ節があり、押すと痛い場合は、頭皮下から下りてきた老廃物が詰まって、美髪づくりを妨げている可能性あり！

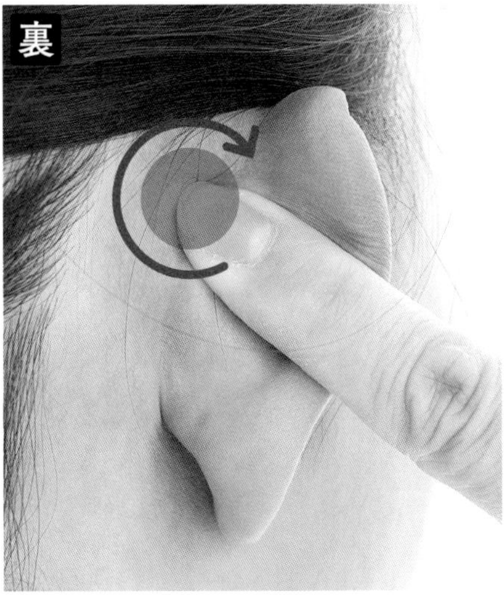
裏

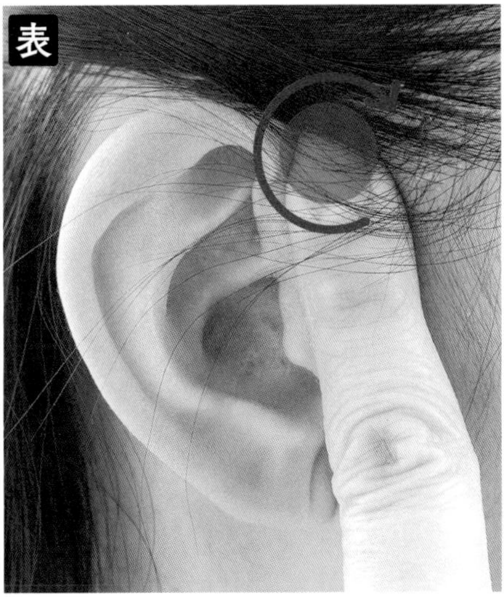
表

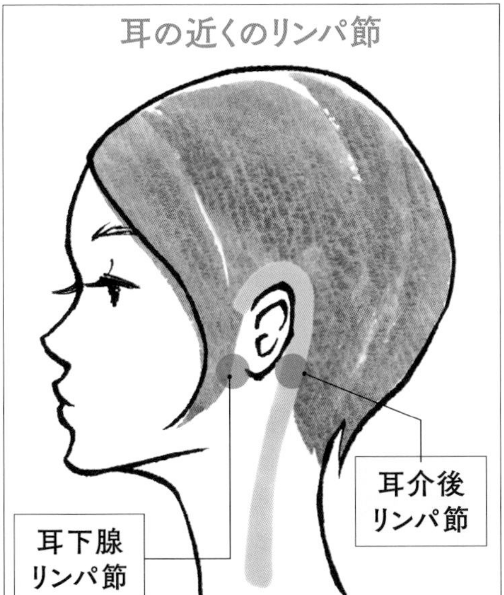
耳の近くのリンパ節
耳介後
リンパ節
耳下腺
リンパ節

耳のつけ根（表・裏）を人さし指で押し回す

耳の表側、つけ根の上あたりに人さし指の腹を当て、**やや強めの力で押し回します**。同様に、耳の裏側、つけ根の上あたりも刺激。痛みを感じるかチェックして。

Check Point

押すとコリコリとしてイタ気持ちいいか？

頭部リンパ流しを

上手に行うポイント

圧の
かけ方

頭皮に指の腹を押し当てて
円を描くように動かす

OK **頭皮が動く**

NG **頭皮が動かない**

髪の毛をかき分け、指の腹を頭皮にぴたっと押し当てます。指の腹で頭皮下の老廃物をとらえ、**円を描くようにいろいろな方向に動かして頭皮をほぐしましょう。**だんだん、カツラをずらすようになめらかに頭皮が動くようになります。

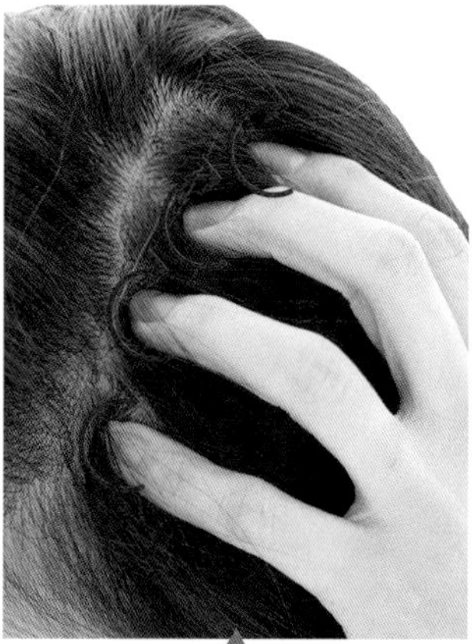

指の腹で頭皮を
とらえて動かす

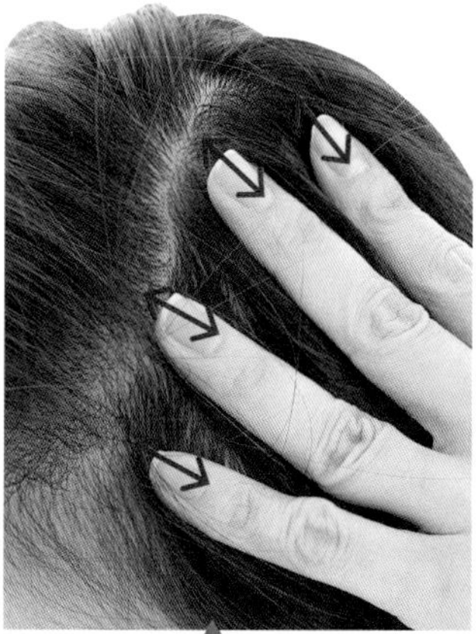

髪の上からこするだけ

力加減の注意

イタ気持ちいいと思う程度の強さで押しましょう。頭皮を傷つけないよう、爪は立てません。

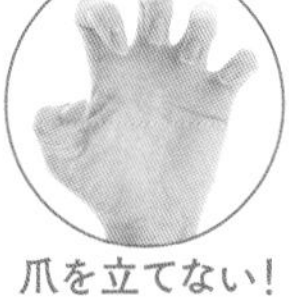

爪を立てない！

頭蓋骨から老廃物を剥がす
イメージで頭皮を動かす

老廃物は頭皮と頭蓋骨の間に蓄積し、毛包を圧迫。固まった老廃物を頭蓋骨から剥がすイメージでほぐし、しっかり根を張れる髪の毛に！

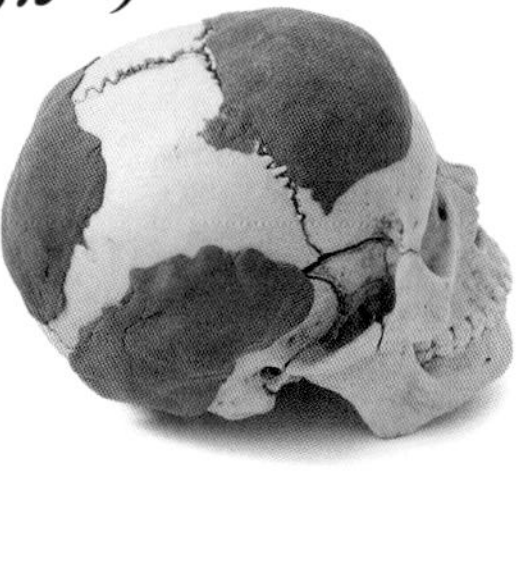

姿勢

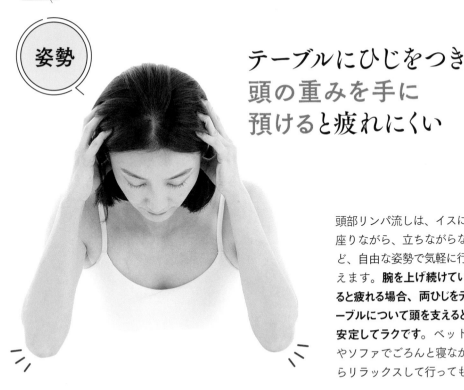

テーブルにひじをつき 頭の重みを手に 預けると疲れにくい

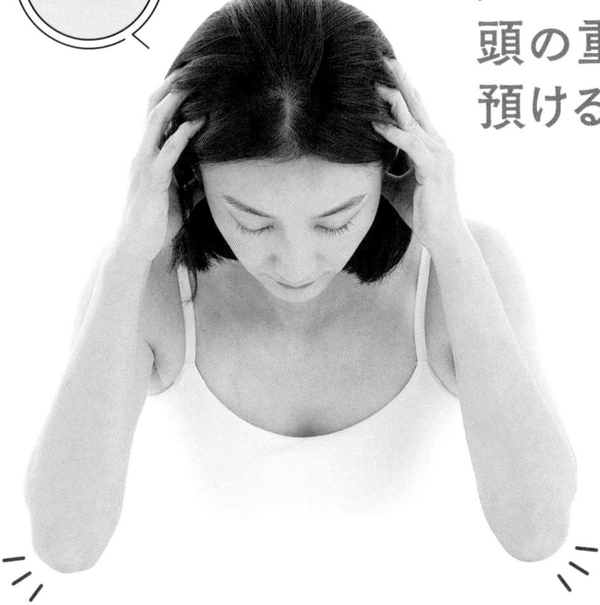

頭部リンパ流しは、イスに座りながら、立ちながらなど、自由な姿勢で気軽に行えます。**腕を上げ続けていると疲れる場合、両ひじをテーブルについて頭を支えると安定してラクです。**ベッドやソファでごろんと寝ながらリラックスして行っても。

タイミング

寝る前、仕事の合間、起床後など 行いやすいタイミングで継続

行うタイミングによって効果もさまざま!

起床後	・目覚めがスッキリする ・思考がクリアになる
日中	・肩こり、首こり、目の疲れ改善 ・リフレッシュ、リラックス
夜	・1日の脳疲労を取る ・睡眠の質がよくなる

毎日少しでも頭皮にふれてほぐし、継続することが大切。起床後、日中（家事や仕事の合間）、夜（入浴前や就寝前）など**自分の生活で習慣化しやすいタイミングで行いましょう。**髪質改善に加え、体の不調改善や美容効果も期待できます。

薄毛、白髪、クセ毛などのトラブル改善！

頭部リンパ流し

実践編

頭部リンパ流しの手順

準備

首リンパ開き

首をストレッチして老廃物の出口を開ける

首には頭皮下の老廃物が下りるリンパ管やリンパ節が集中。首周りが詰まっていると老廃物がせき止められてしまうので、最初に首の筋肉を動かして老廃物を流す準備を。

↓

STEP 1〜5

頭皮下の老廃物ほぐし

老廃物が溜まりやすい場所をほぐす

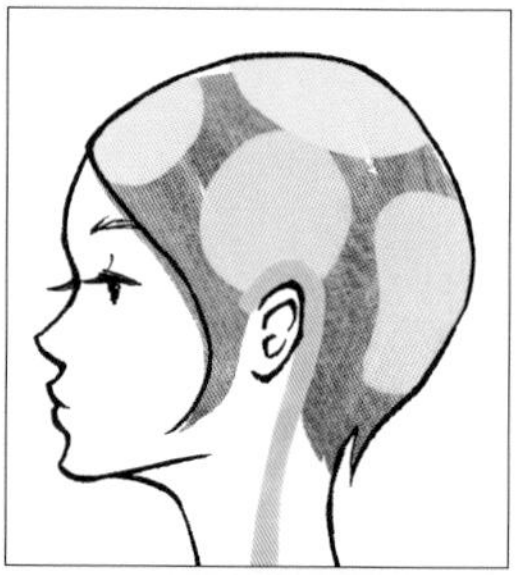

前頭部、耳のきわ、側頭部、後頭部、頭頂部の5つのエリア別にほぐします。P.34〜のチェックで、老廃物をとらえた場所を集中的に行っても OK。

↓

仕上げ

首リンパ下ろし

首、鎖骨、わきへ老廃物を流し下ろす

首、鎖骨、わきには老廃物をろ過して浄化するリンパ節があります。頭皮下の老廃物をほぐしたら、これらのリンパ節に向けて流し下ろし、排泄を促します。

準備

頭皮下の老廃物を流す出口を確保
首リンパ開き

肩こりや首こりがある人は、老廃物が頭皮下だけではなく首周りにも滞って出口が詰まっているかも!? 最初に首のリンパ節の周りの筋肉を動かし、出口を開けておきましょう。

頭を横に倒して 首の横を伸ばす

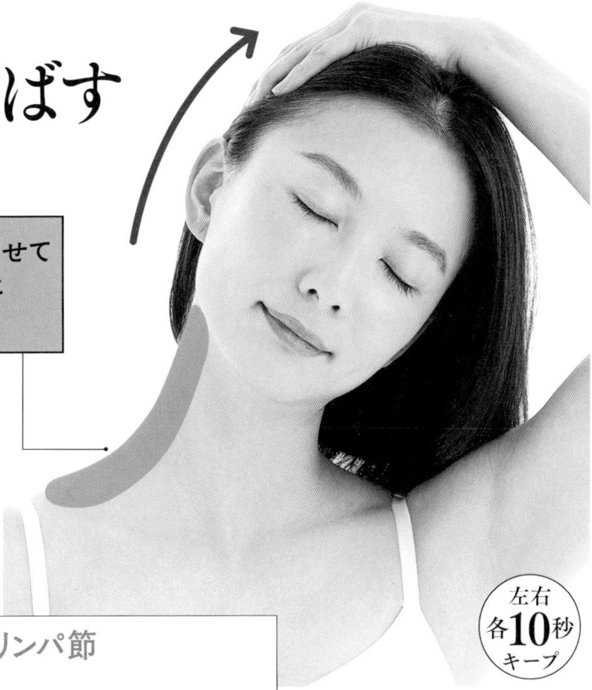

\Point/

手を頭にのせて倒す方向に軽く押す

左手を頭の上にのせ、頭をゆっくり左に倒す。**倒しきったところで10秒キープし、首の右側を伸ばす**。手を入れ替え、反対側も同様に行う。

左右各10秒キープ

首の横のリンパ節

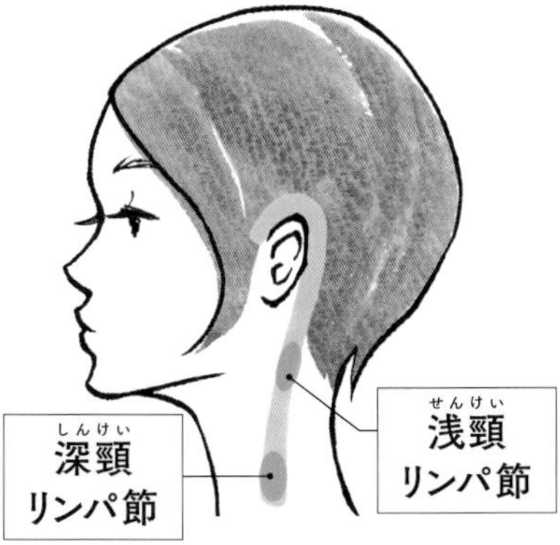

頭皮下のリンパは、耳の横から首の横を通るリンパ管、リンパ節につながっています。頭皮下の老廃物が下りるよう、首のリンパの出口確保を。

STEP 1

前髪をボリュームアップ&割れにくく

前頭部ほぐし

前髪のある前頭部は重力の影響で下に引っ張られ、リンパや血流も滞りやすく、薄毛、割れやうねりが出やすい部分。前頭部をほぐして前髪を元気にしましょう。

ほぐす場所 前髪の生え際の**手前から前頭部**

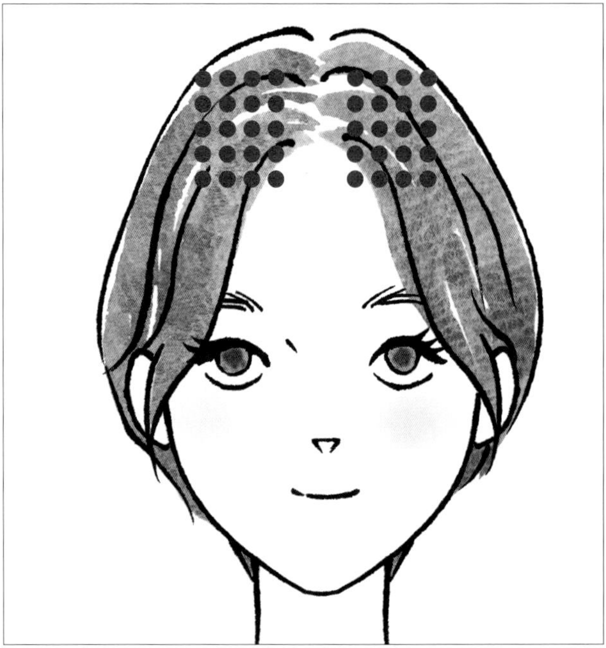

前頭部の老廃物を減らすと、前髪が太く長く育ち、立毛筋も働いてボリュームがアップ。前髪の割れ、うねりなどのクセも抑えられます。頭皮と顔は一枚の皮膚でつながっているので、前頭部をほぐすとおでこのシワが薄くなり、目がパッチリする人も！

＼ こんな効果が！ ／

効果3
おでこのシワを
目立ちにくく！
目がパッチリ！

効果2
前髪の割れ、
うねりを防ぐ

効果1
前髪を生えやすく
してキレイに
立ち上げる

前髪の生え際の1cm手前

からスタート

▽
▽
▽

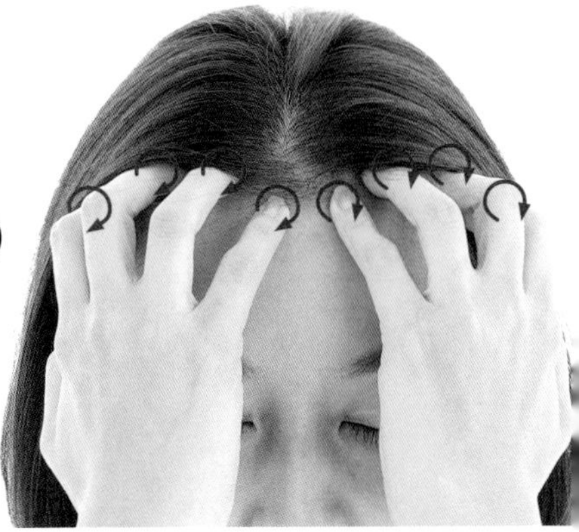

両手の指の腹（親指以外）を前髪の生え際の下に押し当て、**円を描くように10回動かす**。同様に反対回しも10回行う。

\ Point /

同じ方向に
押し回す

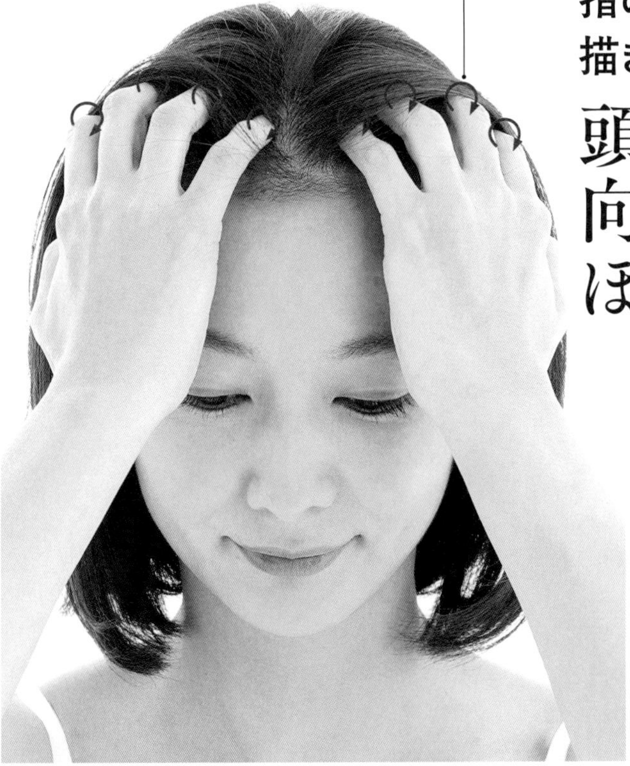

指の腹で円を描きながら

頭頂部に向かい頭皮をほぐしていく

指の位置を1㎝ほど上に移動。前髪の生え際の頭皮に指の腹を押し当て、しっかりとらえながら円を描くように動かす。**頭頂部に向かって、5か所ほど刺激する。**

左回し
右回し
各10回

STEP 2

もみあげのクセや白髪を防ぐ

耳のきわほぐし

もみあげに白髪やクセがあり、耳のつけ根を押すと痛い場合は、耳の周りのリンパの流れが滞っています。頭部に加え、耳のつけ根もほぐしておきましょう。

ほぐす場所 耳の表裏の**つけ根のあたり**

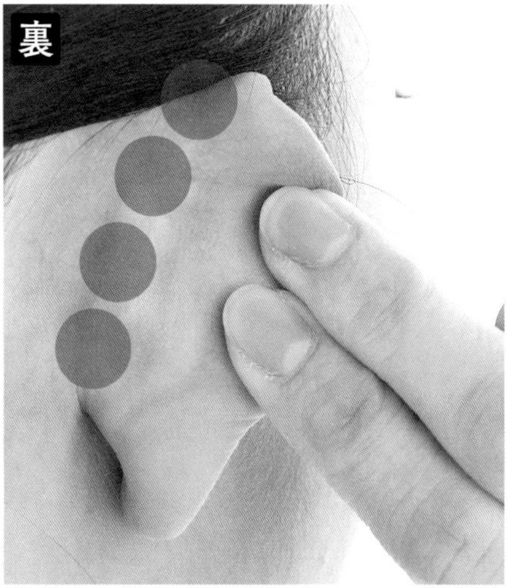

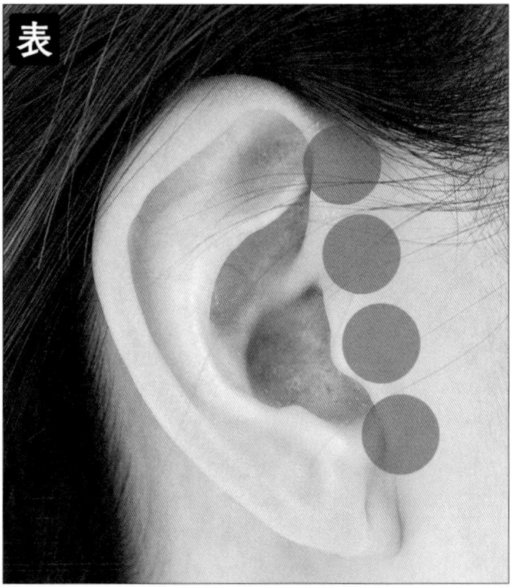

耳の近くはリンパ管が集まり、老廃物をろ過するリンパ節があります。ここの詰まりをほぐしておくと、頭皮下の老廃物を流しやすくなり、もみあげの白髪の予防に。もみあげが伸びにくい、チリチリと縮れるといった髪質の悩みも改善。血流がよくなって、顔のむくみも取れます。

＼こんな効果が！／

効果1
もみあげの
白髪を予防

効果2
もみあげが
伸びやすく！

効果3
体の冷え
むくみ
スッキリ！

1 耳のつけ根を人さし指で押し回す

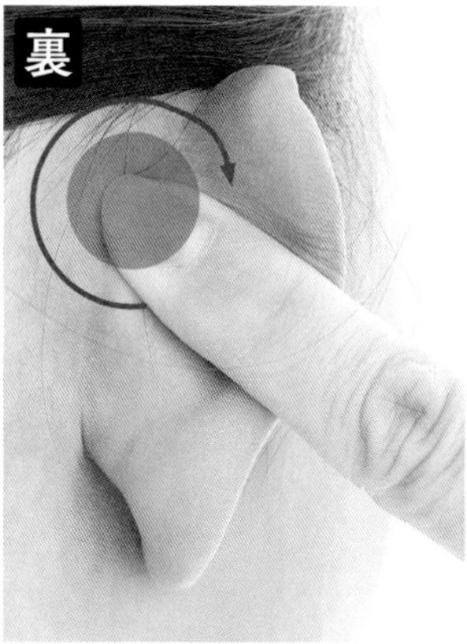

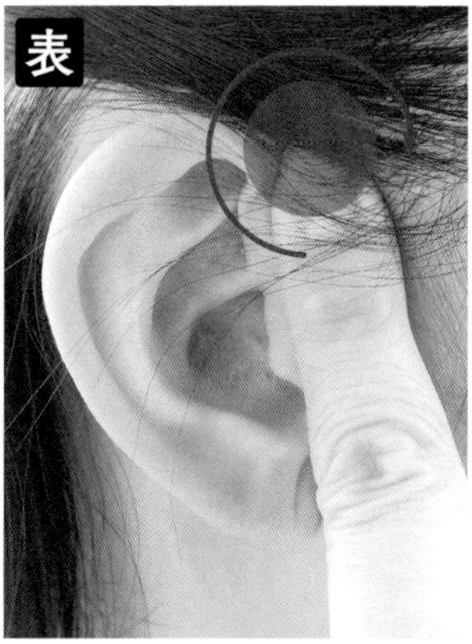

耳の表側のつけ根（髪の生え際付近）に**人さし指の腹を押し当て、やや強めの力で10回ほど押し回す**。位置を少しずつ下へ移動して同様に計4か所刺激。耳の裏側のつけ根も上から順に人さし指で押し回す。

1か所
10回

2 耳を横、上、下、前に引っ張る

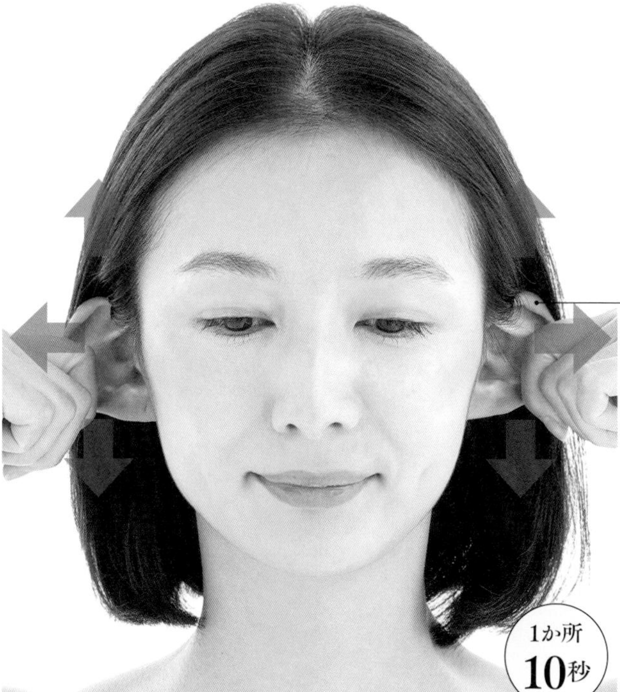

両手の親指と人さし指で耳を持ち、横へ強めに引っ張って10秒キープ。同様に、上、下、前の順に引っ張ってキープする。最後に耳をぐるりと回す。

\Point/

耳を強めに
引っ張る

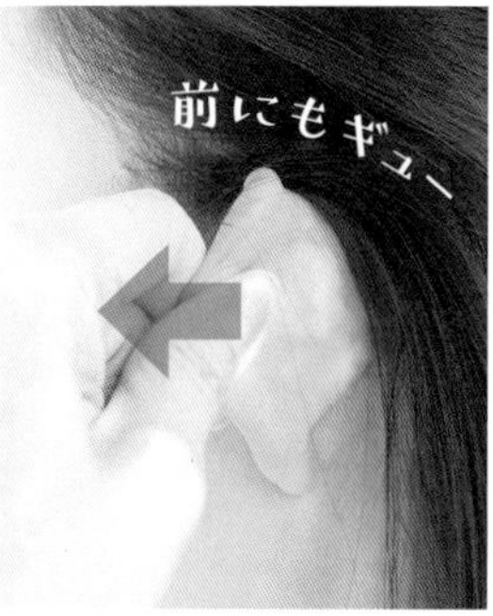

STEP 3

サイドの白髪、ハネ、うねりを改善！

側頭部ほぐし

側頭部の左右どちらかの髪がハネやすい、白髪が多いなどの悩みがあれば、気になるほうを念入りにほぐして。クセが改善してまとまりがよくなり、白髪の進行も防げます。

ほぐす場所 耳の上の生え際から**側頭部**（左・右）

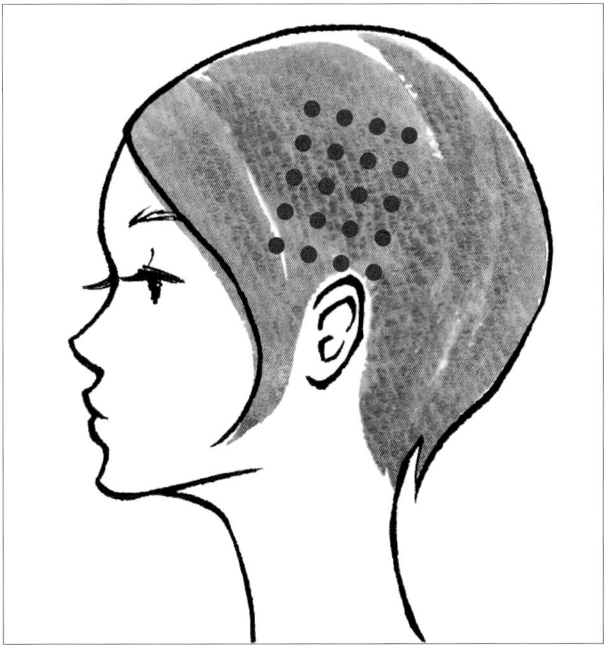

側頭部に老廃物が蓄積すると、その部分がふくらみ、耳の上（メガネのつるが当たる位置）をさわるとヘコんでいるように感じます。また、左右を比べると、白髪、クセが出ているほうがボコボコしていたり、ふくらんでいたりするはず。ここの老廃物を減らせば、サイドの白髪、クセが改善。側頭部には視神経の反射区※があり、目の疲れを取る効果も期待できます。

※反射区とは、東洋医学で体の臓器、各器官とつながり、刺激することで働きを活性化することができるとされているゾーンのこと。

＼こんな効果が！／

効果1
サイドの髪をふんわり！
白髪を防ぐ

効果2
うねり、クセを抑えて
おさまりよく

効果3
目の疲れがスッキリ

耳裏の生え際からスタート

▽
▽
▽

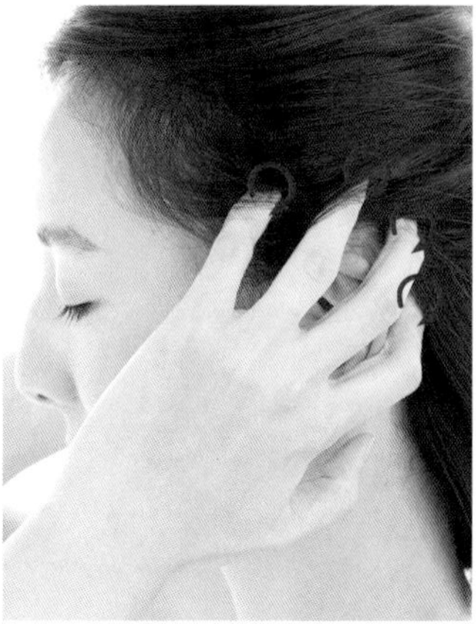

円を描くように指を動かし 頭頂部に向かって刺激していく

耳の上の生え際に両手の指の腹（親指以外）を押し当てる。**指の腹でしっかり頭皮をとらえながら円を描くように10回動かす**。反対回しも同様に行う。

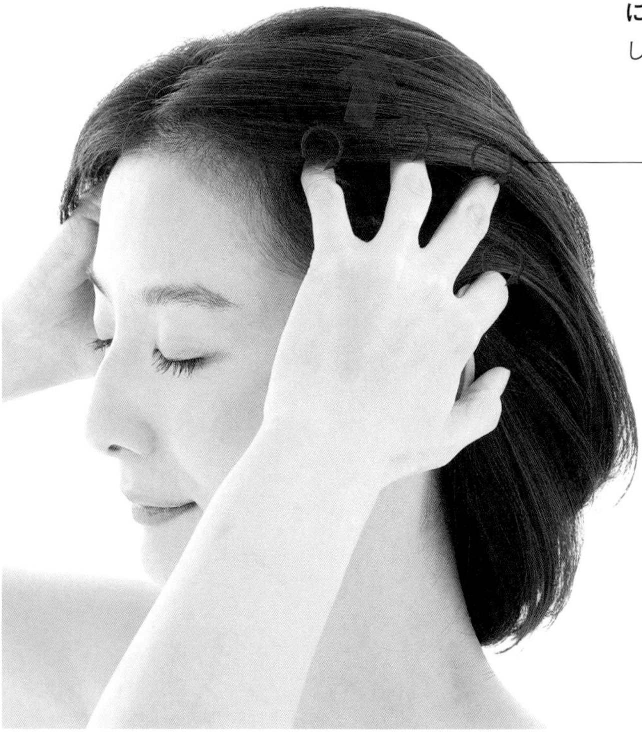

＼Point／

髪をかき上げて指を頭皮にしっかりつける

指の位置を頭頂部に向かって上へ１㎝ほど移動。同様に側頭部を5か所ほど刺激する。

左回し
右回し
各10回

STEP 4

えりあしのハネを防いで髪を元気に！

後頭部ほぐし

後頭部をさわるとボコボコしている場合、リンパの出口が老廃物で詰まって毛が細くなり、からまりやすくなっていることがあります。こぶしでしっかりほぐしましょう。

ほぐす場所 ▶ えりあしの生え際から**指3本分上の後頭部**

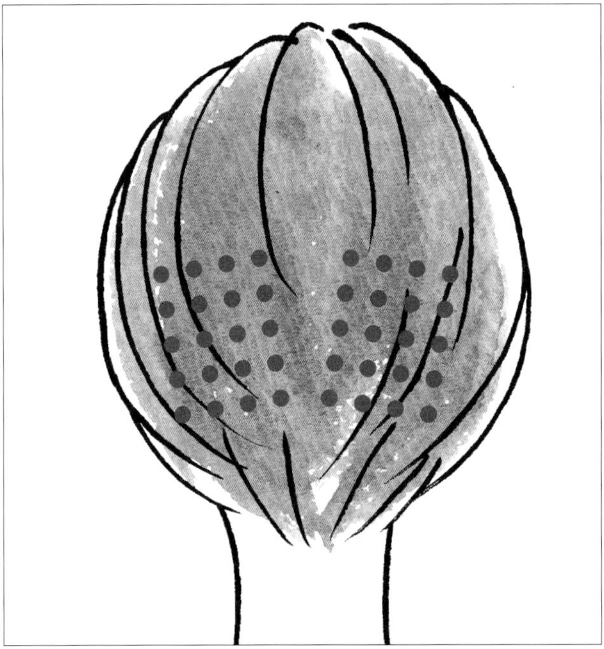

後頭部やえりあしに生える髪の毛は、本来、太くて丈夫なはず。毛が細い、うねっている、伸びにくいなどのトラブルが出ている場合、後頭部に老廃物が溜まっている可能性あり。ここには後頭リンパ節があるので、老廃物の詰まりを取って出口への解放を！肩こりや首こりも軽くなります。

＼こんな効果が！／

効果1
えりあしを伸ばしやすくする

効果2
後頭部の髪のハネ、クセを抑える

効果3
首こり、肩こりを軽くする

こぶしをつくり 第二関節の節と平らな部分を使って刺激

後頭部（えりあしから指3本分上の出っ張った部分）は皮膚が丈夫なため、**こぶしを使ってやや強めに刺激してOK**。こぶしの第二関節とその下の平らな部分を使い、やや寝かせながらイタ気持ちいい強さで刺激します。

\Point/

関節が鋭角にならないようやや寝かせて、平らな部分も使う

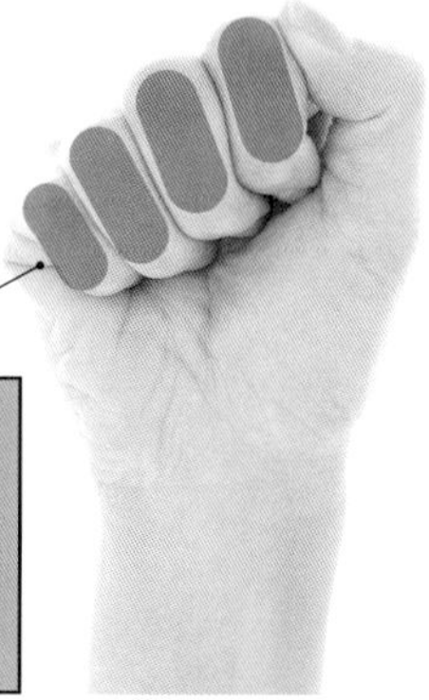

後頭部の頭皮にこぶしの第二関節を当てて 円を描くように回す

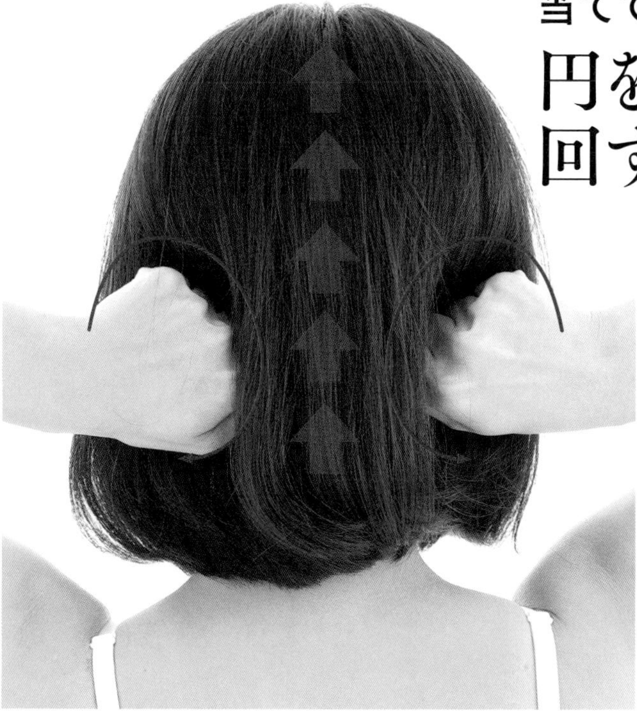

えりあしの生え際から**指3本分上にこぶしの第二関節の出っ張りを当て、円を描くように10回動かす**。反対回しも同様に行う。こぶしの位置を1cmほど上に移動。同様に後頭部を5か所ほど刺激する。

左回し 右回し 各10回

STEP 5

太く長い髪を育て、毛量感をアップ！

頭頂部ほぐし

体の最上部の頭頂部は、皮膚が薄くてリンパや血液が届きにくく、薄毛や白髪、つむじ割れが起こりやすい場所。頭頂部をほぐせば、太くて長い、ふわっと立ち上がる髪に！

ほぐす場所 頭頂部の左右、つむじの周り

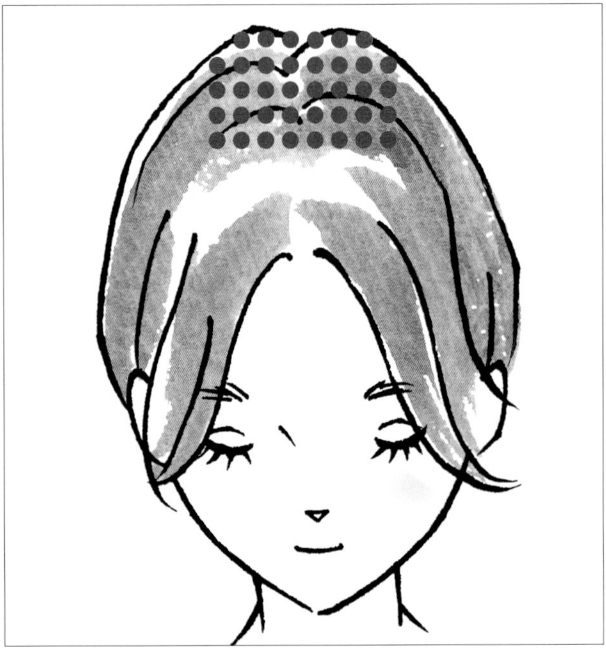

頭頂部の左右は老廃物が溜まりやすく、フタコブラクダのように盛り上がることで、真ん中が指1本入るぐらいヘコんでいる人も。髪の寿命が短いと、短い毛（アホ毛）が目立つようになって、髪の毛が寝てペタンコになります。老廃物を流して頭皮環境が整うと、髪の寿命が延びて太く、長くなり、薄毛が改善。白髪が黒髪に戻る人もいます。

＼こんな効果が！／

効果1
頭頂部に
太く、長い髪が
復活！

効果2
頭のてっぺんの
白髪を防ぎ
立ち上がりをよく

効果3
あら不思議！
つむじの分け目の
割れが目立たなくなる

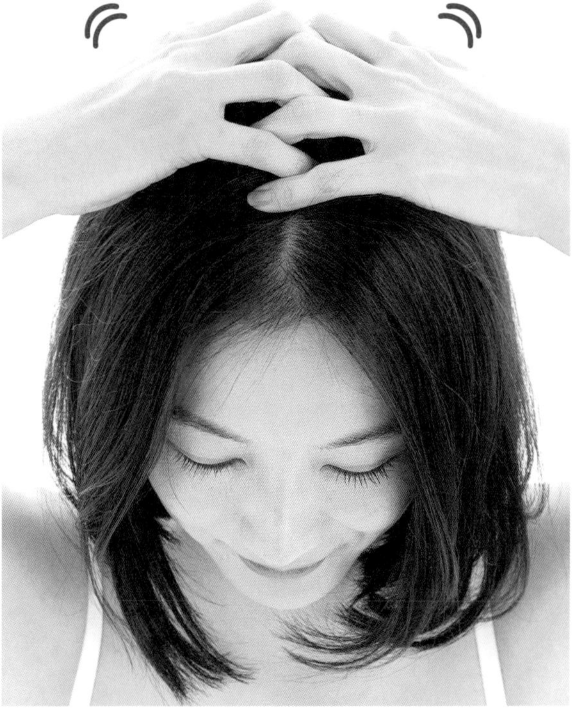

＼注意！／
頭頂部はデリケートなため強く刺激し過ぎない

頭頂部は筋肉がなく、帽状腱《ぼうじょうけん》膜《まく》という薄い腱膜で覆われています。そのため、強く押し過ぎないようにし、イタ気持ちよさを感じる程度に力加減しながら行って。

手の指を組んで頭頂部の頭皮に指の腹を押し当てもむように動かす

両手の指を下に向けて組み、頭頂部の頭皮にすべての指の腹を押し当てる。**内側にもむように10回動かし、少しずつ位置をずらして頭頂部全体をマッサージする。**

1か所
10回

指を組むと行いにくい場合は

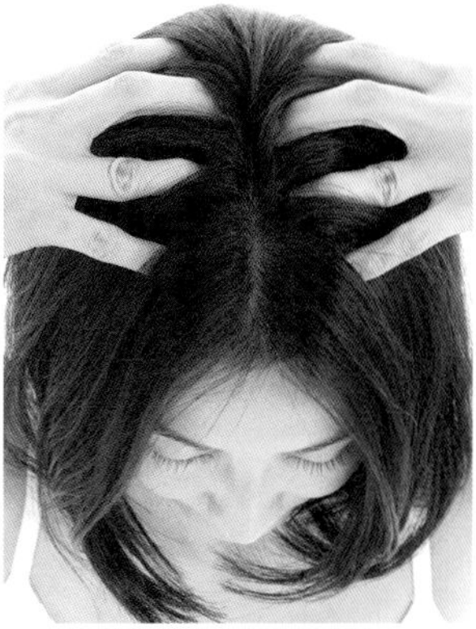

指の腹を頭頂部の頭皮に押し当て、円を描くように動かしても OK。

仕上げ

頭皮下から下りた老廃物をリンパ節へ流す
首リンパ下ろし

頭部でほぐした老廃物は、耳のリンパ管などを通って、首、鎖骨、わきのリンパ節へと下りていきます。これらを順番に刺激して老廃物を流し下ろし、排泄を促しましょう。

頭皮下の老廃物をリンパ節で浄化

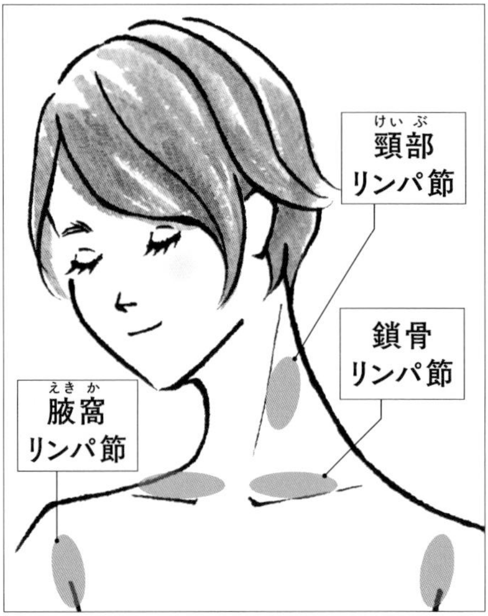
頸部《けいぶ》リンパ節
鎖骨リンパ節
腋窩《えきか》リンパ節

リンパの流れは筋肉運動やマッサージで促されます。首をストレッチしたり、鎖骨をさすったり、腕を回したりして、頭皮下の老廃物をリンパ節へ送りましょう。老廃物はリンパ節で浄化されてから静脈に入り、腎臓などいろいろな臓器を通って尿で排泄されます。

\Point/
手で倒す方向に軽く押す

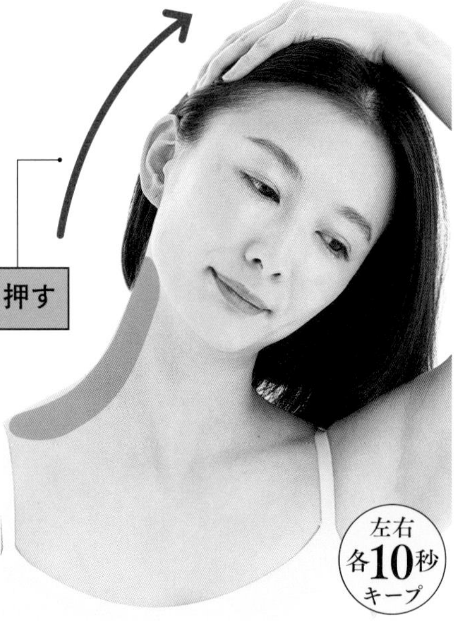
左右
各10秒
キープ

1
頭を横に倒して首横の リンパ節を刺激

左手を頭の上にのせ、ゆっくりと頭を左へ倒す。倒しきったところで10秒キープ。反対側も同様に行う。

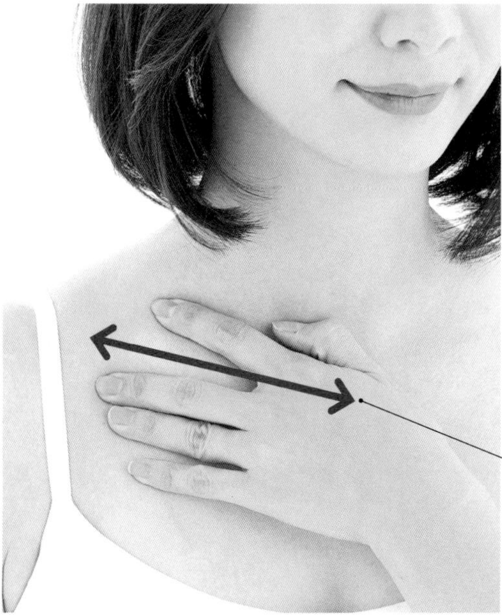

2
鎖骨を人さし指と中指ではさんでさする

左手の人さし指と中指で右の鎖骨をはさみ、**鎖骨に沿って軽い力で内外に10回さする**。手を入れ替え、反対側も同様に行う。

左右
各10回

\Point/

強く押さずに軽いタッチでマッサージ

\Point/

リンパ節のあるわきを開いてぐるり!

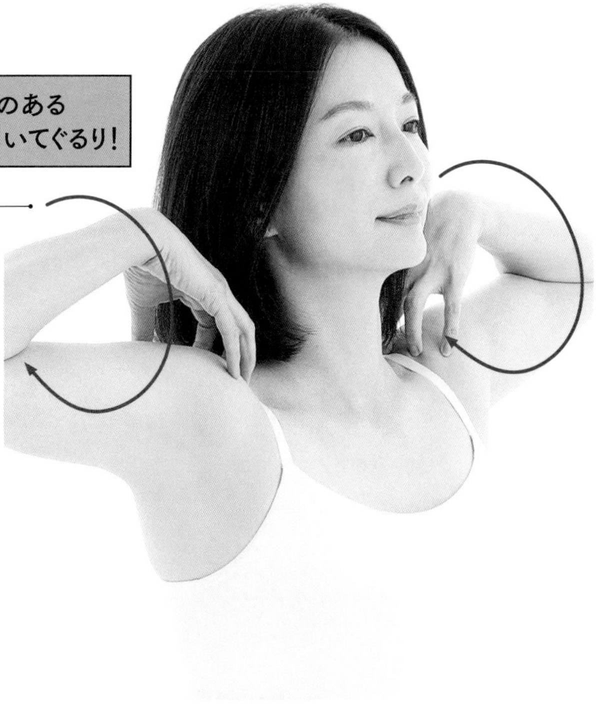

3
腕のつけ根を大きく回す

両手の指先を肩につけ、腕のつけ根から動かして腕を大きく10回回す。反対回しも同様に行う。

前後
各10回

返った！体験談

頭部リンパ流しで、毛量感アップ＆ツヤのある黒髪に！　顔の若返りや不調改善も実感したみなさんの体験談を紹介します。

CASE 1

65歳から頭部リンパ流しを実践。毛量が増えて顔のシワも薄く！

高田かずこさん（69歳）

4年前のある日、鏡を見て衝撃を受けました。なんと、頭頂部の真ん中、1円玉ぐらいの範囲に毛が生えておらず、全体では500円玉サイズぐらい地肌が見えていたのです……。薄毛の改善法をインターネットで調べて美髪堂の頭部リンパほぐしを知り、横田先生に施術をしていただきました。施術後にびっくりしたのは、顔のたるみが引き上がって二重まぶたがくっきりしたこと！　横田先生から「自宅で頭部リンパ流しを続ければ、1年後の髪質が変わりますよ」と教えていただき、朝晩、布団で寝ながら行うのを習慣にしました。すると、だんだん頭皮の動きがよくなって老廃物のボコボコが減り、2か月目から頭頂部の脱毛箇所から毛が生えはじめたのです。1年、2年と続けるほどに髪に太さと長さが出て毛量がアップ。顔のシワが目立たなくなり「若返った」と周りの人からほめられるようになりました。また、頭部リンパ流しとともに減シャン（P.59参照）も行い、さらに湯シャン（P.68参照）に移行して1年ほど経ちます。もうすぐ70歳ですが、人生でいちばんふんわり立ち上がる髪になり、華やかなロングヘアを楽しんでいます。

頭部リンパ流しで髪が増えて若

After

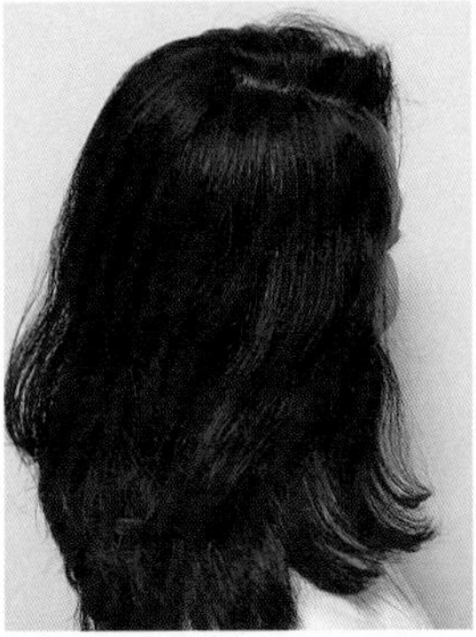

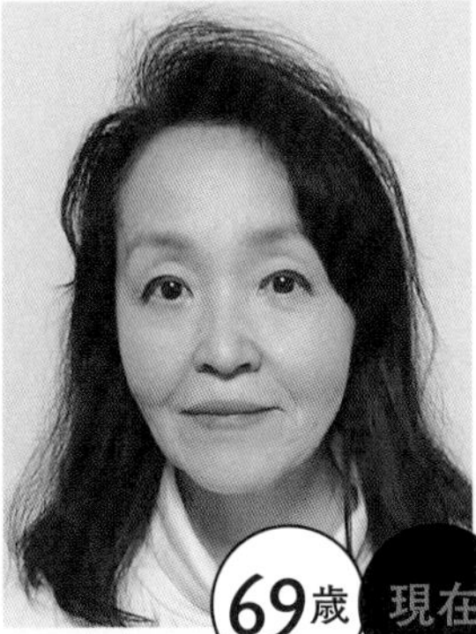

69歳 現在

65歳から頭部リンパ流しを起床後と就寝前の1日２回実践。さらに、減シャンからぬるま湯での湯シャンに切り替えました。分け目の髪が立ち上がって毛量がアップ。おでこに丸みが出て、ほうれい線が薄くなりました。

Before

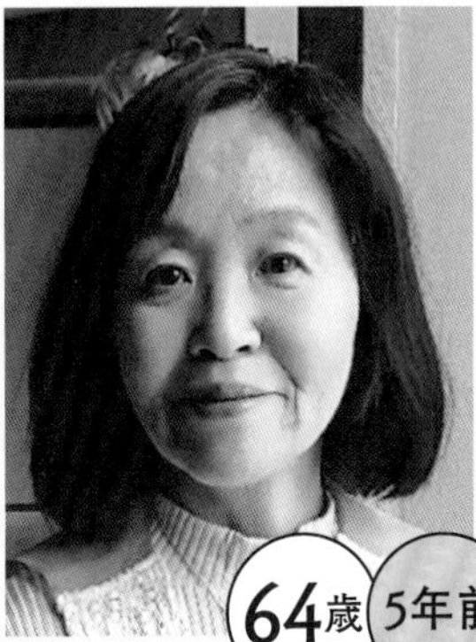

64歳 5年前

抜け毛が増え、分け目の髪がペタンと寝ていたころ。おでこは平面的でデコボコし、口元のシワもくっきり。

頭部リンパ流しを続けるほどに勢いよく立ち上がる髪が増えた！

2年後

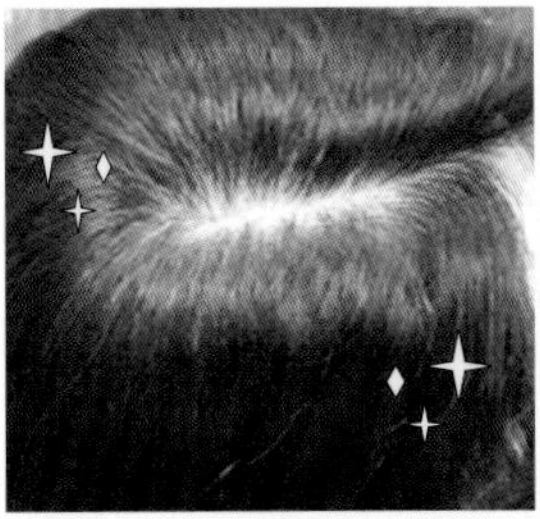

頭部リンパ流しを続けて2年後、頭頂部の髪が勢いよく立ち上がるように！　白髪も目立たなくなりました。

8か月後

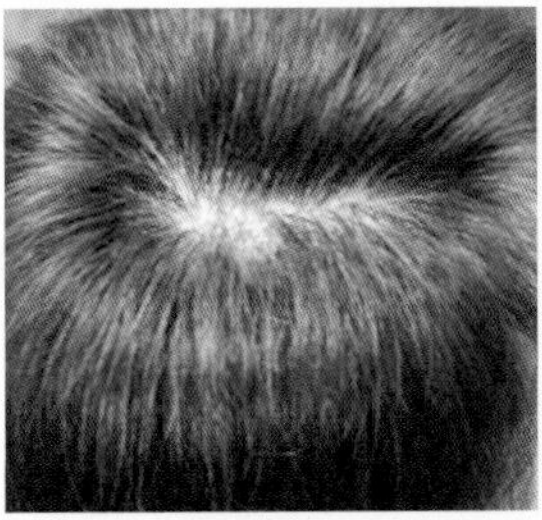

だんだん頭頂部の毛が太く、長く成長するようになり、その髪の毛が重なって頭頂部の地肌が隠れました。

はじめる前

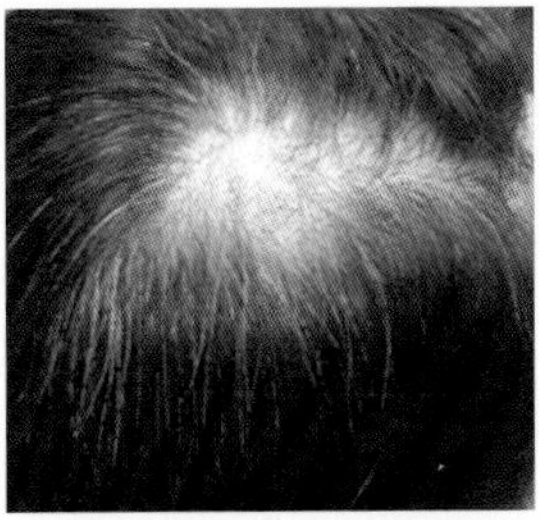

65歳のころ。頭頂部の脱毛箇所の毛穴を見ると黒いのですが、毛が出てこず成長が止まっている状態でした。

CASE 2

白髪の根元が黒くなり
髪をかき上げても目立たなくなった！

木村玲子さん（53歳）

40代のころは白髪が黒髪に戻ることがあったのですが、50代になると髪をかき上げたときに白髪が全体的に目立つようになってきました。このままではまずい……。そう思っていたときに、美髪堂の頭部リンパ流しの動画をＹｏｕＴｕｂｅで見つけ、施術を受けてみることにしました。最初は白髪が集中しているこめかみの上や耳の後ろ、頭頂部の左右の頭皮がボコボコし、軽く押すだけで「イテテ」と痛みを感じるほどでした。それから、毎日少しでも頭皮にふれてほぐすようにし、耳を引っ張ってリンパの流れをよくしました。すると、３か月後に点在していた白髪の根元が黒くなり、半年後にはほかの白髪もどんどん黒髪に！　９か月経つと頭頂部の短い毛も目立たなくなりました。

現在53歳ですが白髪染めをしていません！

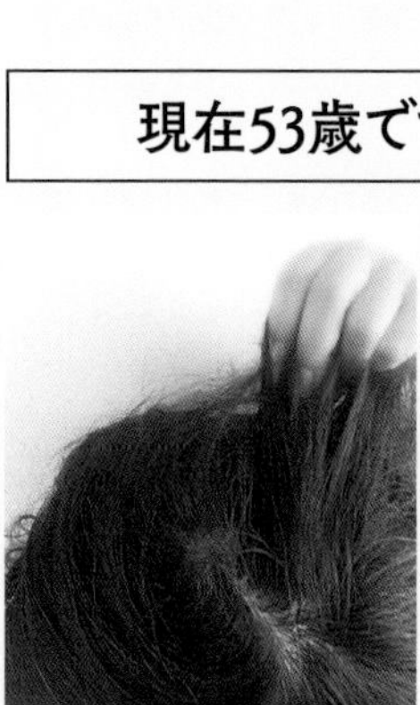

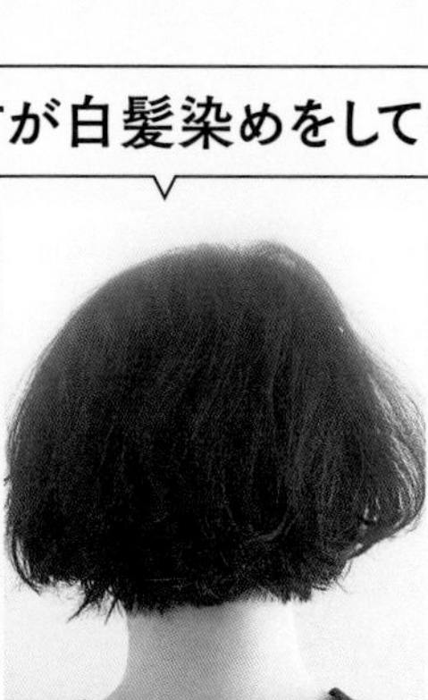

頭部リンパ流しに加え、40代から湯シャン（P.68参照）も実践しています。そのおかげか毛量たっぷりで髪をかき上げても白髪が目立ちません。

CASE 3

前髪の立ち上がりがよくなり
つらかった肩こり、首こりが軽く！

藤田美咲さん（61歳）

35歳で出産後、髪を洗ったり、ブラシでとかしたりするたびにごそっと髪の毛が抜けるように。その後、髪の毛量は増えたものの、もとの量に戻らず、年齢を重ねて薄毛が気になっていました。

ある日、美髪堂の頭部リンパほぐしの体験談の記事を目にして興味を持ち、施術を受けに行きました。すぐに実感したのは、ガチガチの肩こり、首こりが軽くなり、目がぱっちりと開いたことです。

自宅では、入浴前や寝る前など、気づいたときに頭皮をほぐすように。以前よりも前髪などの寝ていた髪の立ち上がりがよくなって、毛量感がアップした気がします。髪質の改善とともに、肩こり、首こりを軽くする体のメンテナンスとして頭部リンパ流しを続けていきたいです！

前髪の毛量感アップ！

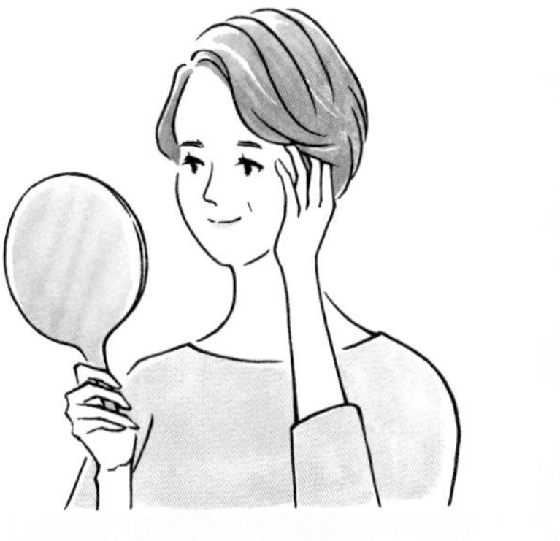

頭部リンパ流しをすると、前髪など根元がふんわり立ち上がるように！　パソコン作業などでガチガチだった肩と首のこりが軽くなり、整体に行かなくなりました。

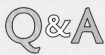

頭部リンパ流し Q&A

Q.
頭部リンパ流しを行うと髪が抜けるけれど大丈夫？

A. 「退行期」に入った抜け毛だから大丈夫

髪には毛周期（P.104参照）があり、「成長期」の毛は根が深く、マッサージの刺激ぐらいでは抜けません。軽い刺激で抜ける毛は、「退行期」に入って上に押し出され、抜ける準備ができた毛。成長期になれば、また毛が生えるので大丈夫です。

Q.
シャンプーをしながら頭部リンパ流しを行ってもいい？

A. 頭皮の皮脂を取り過ぎてしまうのでNG

シャンプー剤を頭皮につけた状態で行うと、洗浄成分をすりこむことになり、バリア機能を持つ皮脂を取り過ぎてしまうので避けましょう。すすぎのときや、湯船に浸かりながら行うのはOK。髪を乾かすと、うねりが緩和します。

Q.
どれぐらいの期間続けると薄毛やうねりが改善する？

A. 軽いうねりは数週間、薄毛は1年ほどで改善

軽いうねりやクセなら、髪のおさまりがよくなる効果を数週間で実感できます。また、薄毛はこれから生えてくる髪がだんだん太く長く成長し、半年〜1年以上続けると毛量感がアップしたと感じられるはずです。

Q.
頭皮にかゆみや赤みがあるときは行わないほうがいい？

A. 炎症が起きているときは行うのを避けて

頭皮にかゆみ、赤み、フケなどがある状態で圧を加えると、刺激になります。症状がなくなってから行いましょう。減シャン（P.59参照）、脱コーティング剤（P.81参照）をして、毎日のシャンプーでの頭皮へのダメージを減らしてみてください。

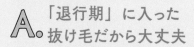

第2章

薄毛・白髪を防ぐ
シャンプー法で頭皮を健やかに

「減シャン」にトライ！

シャンプーは髪と頭皮にふれる毎日のお手入れ。
洗い方によっては頭皮環境を悪化させ、薄毛や白髪を進めてしまいます。
頭皮のバリア機能を保つために欠かせない皮脂を取り過ぎない
減シャンの方法を知って習慣化し、美髪づくりに生かしましょう！

「頭皮の皮脂は悪ものではなく バリア機能を担う主役」

頭皮の〝皮脂〟は、ベタつき、薄毛の原因になる悪もの……そう思っていませんか？　頭皮の皮脂はバリア機能を担っている主役です。髪の毛の毛根を包む毛包の上部には皮脂腺がついており、ここから皮脂が分泌されます。皮脂は毛穴から頭皮表面に出て汗などと混ざり合い、皮脂膜を形成。この皮脂膜は〝天然の保護クリーム〟ともいわれます。

毛穴の奥深くには血管がありますが、たくさんの毛穴を皮脂が埋め尽くして保護しているため、外から水や異物などが体内に入ってくるのを防げるのです。シャンプーで皮脂を取り過ぎると、毛穴から体の中にシャンプー剤やカラー剤の化学物質が入りやすくなり、健康を損なう恐れもあります。皮脂は髪のためだけでなく体の健康のためにもなくてはならないものなのです。美容室によっては、頭皮の毛穴に詰まった皮脂を取るシャンプーやヘッドスパの施術もありますね。でも、皮脂は体温（35℃以上）によって液状になっているので、毛穴に詰まることはありません。頭皮を健やかにするには、皮脂を落とし過ぎないことが大切です。

頭皮の皮脂の役割

異物が体内に侵入しないようブロック！

皮脂腺から皮脂が分泌されると、毛穴や頭皮表面をおおって天然の保護クリームである皮脂膜を形成。バリア機能によって、異物（シャンプー剤やカラー剤の化学物質など）、紫外線などが体内に侵入しないよう防御します。

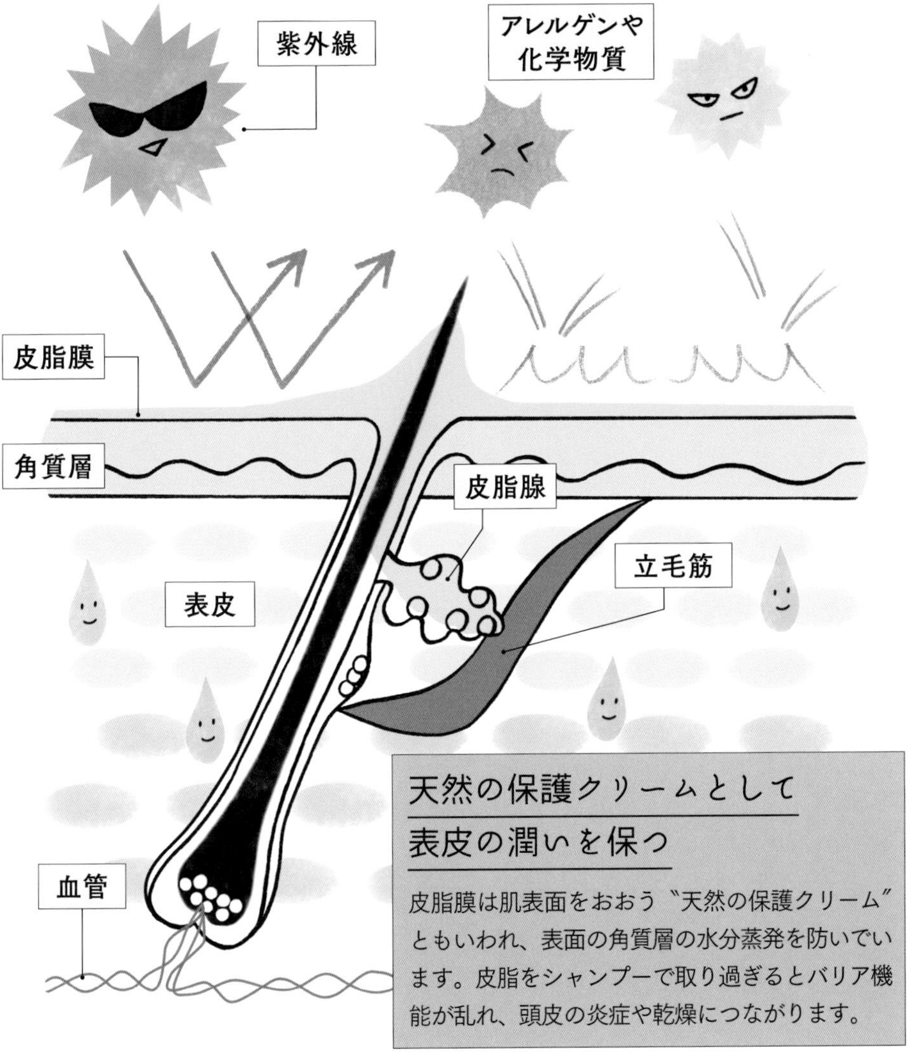
紫外線
アレルゲンや
化学物質
皮脂膜
角質層
皮脂腺
立毛筋
表皮
血管

天然の保護クリームとして表皮の潤いを保つ

皮脂膜は肌表面をおおう〝天然の保護クリーム〟ともいわれ、表面の角質層の水分蒸発を防いでいます。皮脂をシャンプーで取り過ぎるとバリア機能が乱れ、頭皮の炎症や乾燥につながります。

「頭皮には莫大な数、特大サイズの毛穴が集中している」

現在、使っているシャンプー剤の裏面の成分表示をチェックしてみてください。どのようなものかわからない化学物質の成分名が何種類も表記されていないでしょうか。

多くのメーカーは、洗浄力や指通りなど使用感を重視してシャンプー剤をつくっています。シャンプー剤の中には、ラウリル硫酸ナトリウム、ラウレス硫酸ナトリウムなど強力な洗浄力の界面活性剤が含まれているものも。さらに、洗浄成分だけだと髪が硬くバリバリとした洗い上がりになるので、コーティング剤（カチオン界面活性剤など）が含まれることが多く、これも髪と頭皮にダメージを与える原因になるのです（P.82参照）。

髪の毛の本数は約10万本といわれ、当然、頭皮にはそれだけ莫大な数の毛穴があります。しかも体毛のうぶ毛に比べて密度があり、毛穴は特大サイズ。頭皮の毛穴の奥は血管とつながっています。シャンプーの頭皮のゴシゴシ洗いは、毛穴のバリア機能を持つ皮脂を奪い去り、無防備な毛穴から化学物質をすりこむようなものなのです。

頭皮はとっても無防備！

髪の毛は太い＝毛穴が大きい、
髪の本数は約10万本＝毛穴の数が多い

シャンプーで頭皮の毛穴の皮脂まで取ってしまうと、防御壁のない無防備な状態に。毛穴の毛包の奥には血管が通っており、体内へ化学物質など異物が入り込みやすくなる可能性があります。

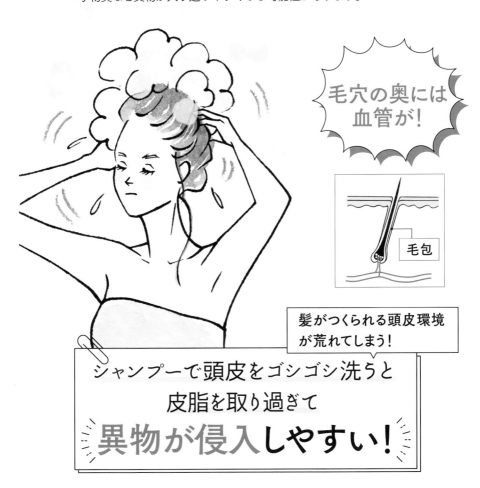

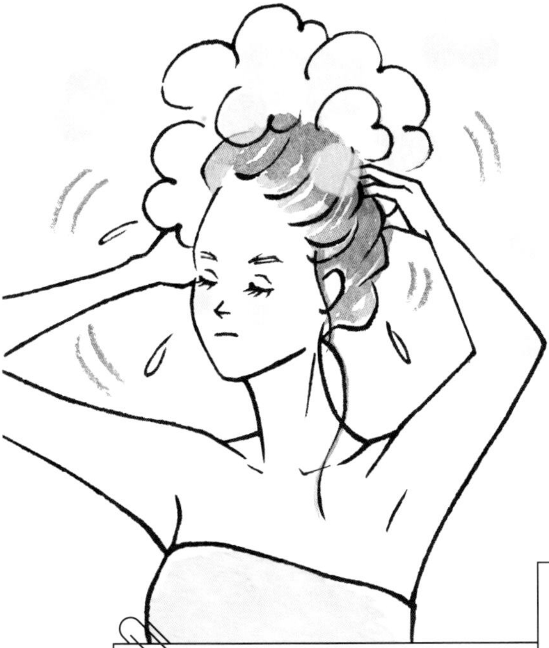

毛穴の奥には血管が！

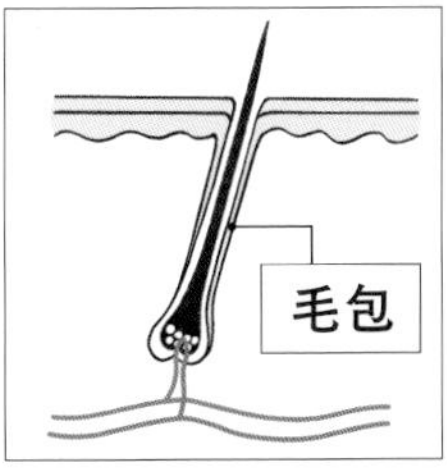

髪がつくられる頭皮環境が荒れてしまう！

シャンプーで頭皮をゴシゴシ洗うと皮脂を取り過ぎて異物が侵入しやすい！

「シャンプーの二度洗い、頭皮のゴシゴシ洗いが頭皮のベタつきのもと」

頭皮のベタつきが気になり、シャンプーを朝と夜2回したり、1回に二度洗いしたりしていませんか？　また、シャンプーに時間をかけ、頭皮をゴシゴシとこすっていないでしょうか。じつは、これらは皮脂の分泌を過剰にして頭皮にダメージを与え、髪の成長を妨げる洗い方で、逆効果です。

体にとってバリア機能の主役である皮脂は、異物の体内への侵入を防ぐためになくてはならないもの。毎日のシャンプーで常に頭皮の皮脂を取り過ぎていると、それを補おうとして毛包にある皮脂腺が過剰に発達し、皮脂をたくさん分泌するようになります。それにより、頭皮がベタベタとし、ニオイ、かゆみ、フケなどが出やすくなるのです。

毛包では、皮脂腺とともに髪をつくる毛母細胞や髪を黒くする色素幹細胞なども働き、根っこの近くの血管から届く栄養を分け合っています。皮脂を取り過ぎてしまうと、体は皮脂の分泌に優先して栄養を送るようになり、髪をつくる細胞への栄養の供給が滞ってしまう可能性があるのです。

皮脂腺と髪をつくる細胞との関係

皮脂が適度な状態

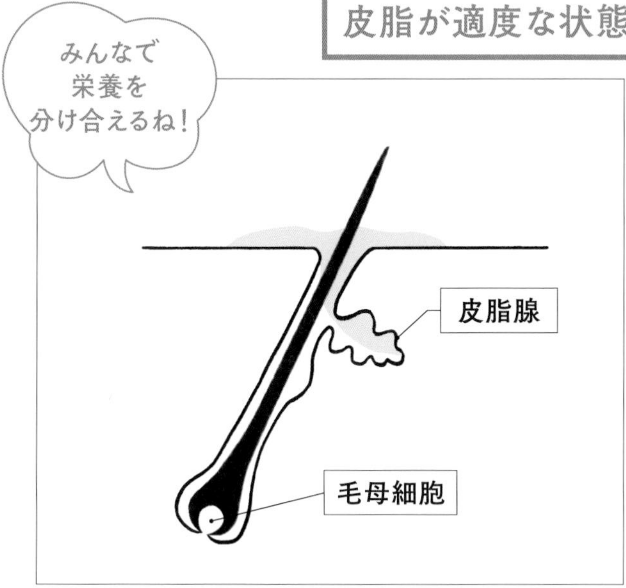
みんなで
栄養を
分け合えるね！
皮脂腺
毛母細胞

髪をつくる、黒くする細胞にも栄養が行き届く

毛包では、皮脂を分泌する皮脂腺、髪をつくる毛母細胞、色素幹細胞などが活動。血液からの栄養の取り合いをしています。頭皮の皮脂が適度にあれば皮脂腺は栄養を取ってがんばる必要がなく、髪をつくる細胞に栄養が届いて美髪に。

皮脂が過剰な状態

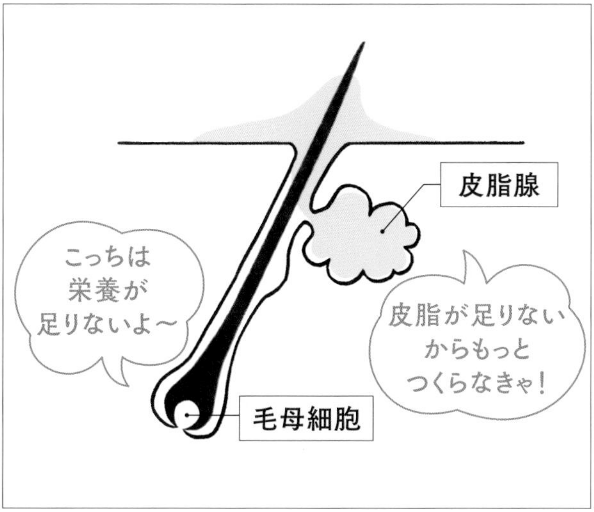
皮脂腺
こっちは
栄養が
足りないよ～
皮脂が足りない
からもっと
つくらなきゃ！
毛母細胞

皮脂を補うため美髪づくりは後回しに

皮脂は異物の体内への侵入を防ぐために欠かせないもの。皮脂を取れば取るほど皮脂腺が発達。体はせっせと皮脂腺に栄養を送って皮脂を補い、髪をつくる細胞は栄養不足に……。

「減シャンで酸化した皮脂のみを落としほどよく皮脂を残してバリア機能を守る」

バリア機能を持つ頭皮の皮脂を取り過ぎず、頭皮と髪を健やかにするシャンプーの方法が「減シャン」です。

減シャンとは、シャンプーの回数、時間、シャンプー剤の量を減らしていくこと。

減シャンをはじめる人には、基本的に毎日1回のシャンプーは継続し、お湯での予洗いをていねいにして、シャンプー剤を髪にのせて洗う時間を短くする方法をおすすめしています。そうすることで、シャンプー剤の洗浄成分が頭皮にふれる時間が減り、皮脂の落とし過ぎを防げます。

また、シャンプーの時間は、これまでかけていた時間から徐々に短くすることが大切。皮脂の分泌量が正常に戻り、だんだん頭皮がベタつかなくなって髪質改善の変化も現れてくるはずです。

減シャンを習慣化したみなさんからは、「半年ほどで抜け毛がかなり減った」「髪にツヤとコシが出てきた」「頭皮のニオイが気にならなくなった」という声が届いています。

減シャンとは？

予洗い、すすぎをていねいにし、シャンプーの時間を短くする

酸化した皮脂や汗などの汚れはお湯でほぼ落とせるので、予洗いでシャワーのお湯をかけながら頭皮を指で軽くこすり、全体を洗います。シャンプーは、できるだけ頭皮にふれないよう髪だけを手早く短時間で洗い、皮脂の取り過ぎを防止。最後のすすぎも、頭皮に指を通していねいに行います。

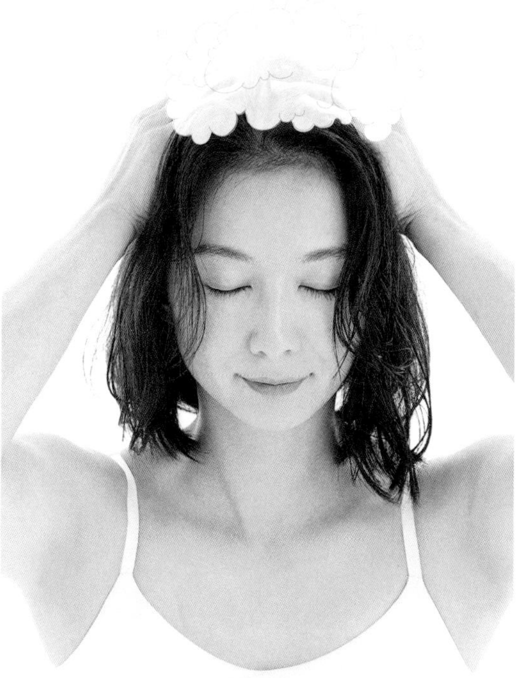

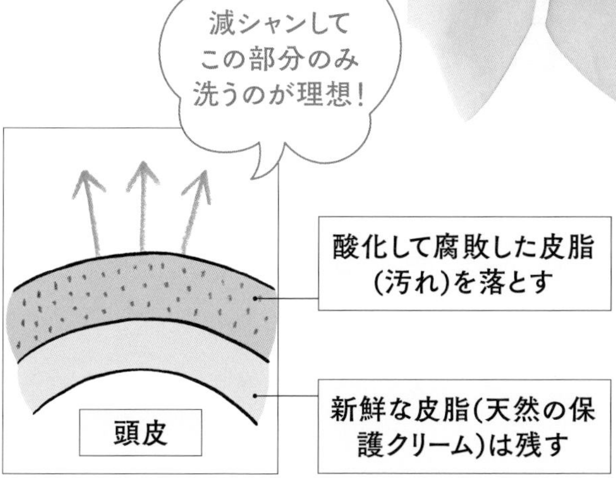
減シャンして
この部分のみ
洗うのが理想！
酸化して腐敗した皮脂
(汚れ)を落とす
新鮮な皮脂(天然の保
護クリーム)は残す
頭皮

時間が経って酸化し、腐敗した皮脂がベタつきとニオイのもとに。減シャンの目的は、表面の酸化した皮脂だけを落とし、出てきたばかりの新鮮な皮脂はバリア機能を維持するために残すことです。

「お湯のみで洗う湯シャンをめざす場合は減シャンからのスモールステップがおすすめ」

シャンプー剤による頭皮へのダメージをゼロにする洗髪法が、お湯のみで洗う「湯シャン」です。しかし、皮脂腺が発達している人がいきなり湯シャンをすると、頭皮にトラブルが出ることがあるので注意が必要です。お湯のみで洗って皮脂を落とす量が少なくなるのに、これまで通り皮脂が盛んに分泌され、頭皮の皮脂が過多になってしまうのです。頭皮にすんでいる常在菌のマラセチア菌が過剰な皮脂をエサにして繁殖し、かゆみ、赤み、フケなどが出てしまいます。

そのため、湯シャンをめざす場合は、まず減シャンでシャンプーの時間を減らすことからはじめ、継続することで頭皮のベタつきがなくなり、髪の状態もよければ湯シャンに進むのがおすすめです。

湯シャンに抵抗がある場合は、減シャンを続けてもＯＫ。減シャンと湯シャンを組み合わせる方法もあります。髪と頭皮の状態を見ながら減シャンや湯シャンを習慣化し、頭皮を健やかにして美髪をつくっていきましょう。

湯シャンの勘違いに注意！

湯シャンはただお湯で髪を洗うのではなく
指で頭皮をしっかり洗うことが重要！

頭皮にシャワーを当てるだけだと、酸化した皮脂の汚れが残ってしまいます。また、その汚れが髪にもつき、ツヤがなくなって、くしの通りが悪くなるケースも。シャワーのお湯をかけながら、頭皮に指の腹を当てて軽くこすることが大切です。

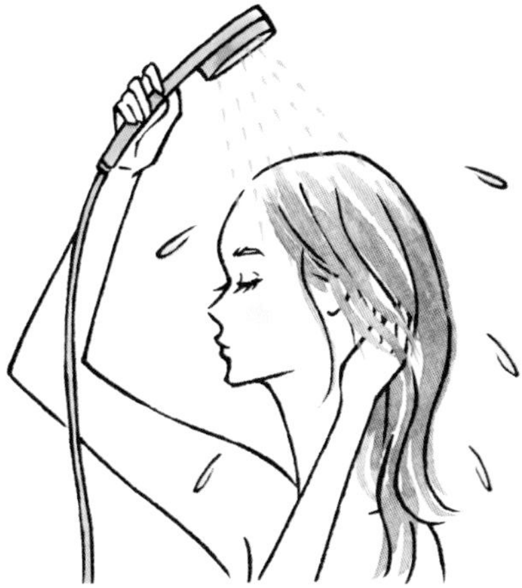

湯シャンの方法

頭にシャワーのお湯をかけながら、頭皮に指の腹を当てて軽くこすり、位置を変えて頭皮全体を洗います。全体に指が通ったと感じるまで、ていねいに洗いましょう。お湯は40℃が目安ですが、体が冷えるなら温度を上げて。

まず減シャンを続けてみてから湯シャンを試してみる

⇩

頭皮や髪の汚れが気になればときどきシャンプー（減シャン）する

減シャンと湯シャンを組み合わせてもOK

湯シャンに移行してからも、頭皮や髪の汚れが気になるときはときどき減シャンをするなど、自分仕様にアレンジしていくことで無理なく継続できます。

汚れだけを取り除き、頭皮を健やかに保つ

減シャンの方法

まずは減シャンの手順、予洗いとシャンプーの時間調整のポイントを知り、
自分の髪と頭皮の状態に合った洗い方をしましょう。

減シャンの手順

STEP 1 予洗い

**汚れの7割を落とす意識で
しっかり時間をかけ、
頭皮全体に指を通して洗う**

↓

STEP 2 シャンプー

**時間をかけてゴシゴシ洗いは×。
シャンプー剤で洗う時間を
できるだけ短くする**

↓

STEP 3 すすぎ

**頭皮全体に指を通し
シャンプー剤が残らないよう
十分にすすぐ**

\Point/

**トリートメント、リンス、
コンディショナーなどは使わない！**

予洗いとすすぎで しっかり頭皮を洗う

汚れを落とす作業のメインは、最初の予洗い。シャワーのお湯をかけながら頭皮全体を軽くこすることで、汚れの7割ほどを落とせます。シャンプーでは頭皮にふれないようにし、髪だけを短時間で洗いましょう。最後のすすぎも頭皮全体に指を通してていねいに。

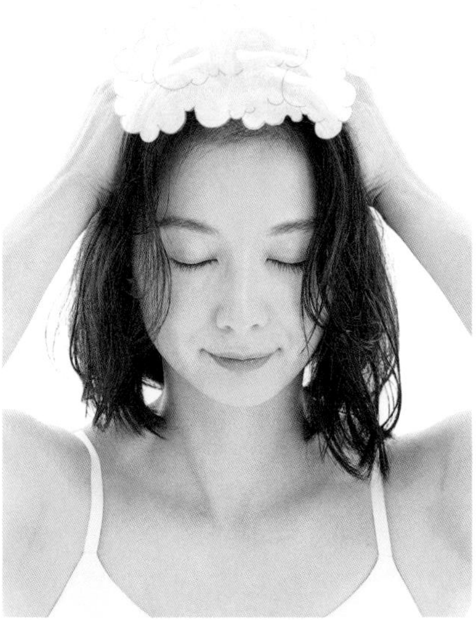

無理なく習慣化できる！ 減シャンのポイント

予洗いの時間は、髪の汚れ具合や毛量、髪の長さなどによって調整する

予洗いの完了の目安は、頭皮全体に指を通して洗えたかどうか。予洗いにかける時間は4～5分が目安ですが、髪が傷んでいる人、髪が短い人、毛量が少ない人が5分もかけると、髪のダメージや皮脂の取り過ぎにつながります。その場合は、3分ほどにするなど時間を短くしてOK。

予洗いの時間の目安

毛量が多い、髪の毛が長い →

毛量が少ない、髪の毛が短い、もつれている、ダメージが多い →

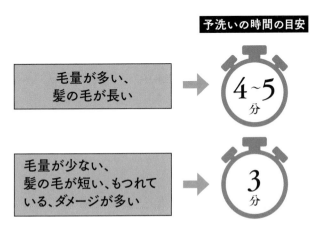

今のシャンプー時間より段階的に短くしていき、髪や頭皮の状態を見る

現在のシャンプーの回数が1日2回なら1回に、二度洗いなら一度洗いに減らしましょう。また、皮脂腺が発達した人が極端にシャンプーの時間を短くすると、皮脂がこれまで通り過剰につくられて頭皮がベタついてしまいます。頭皮や髪の状態を見ながらシャンプーの時間を徐々に短くし、皮脂の分泌量を正常な状態に戻しましょう。

＼たとえば／

二度洗い	→	一度洗い
4～5分	→	2～3分
2～3分	→	1分
1分	→	30秒

など

汚れを落とし、皮脂を取り過ぎない

減シャンのステップ

「予洗い」「シャンプー」「すすぎ」の3つのステップの洗い方をマスターしましょう。
STEP2は、これまでのシャンプーの時間から少しずつ短くしていってください。

STEP 1 予洗い

ただ髪を濡らすのではなく、頭皮を〝あらかじめ(予)洗う〟にチェンジ!

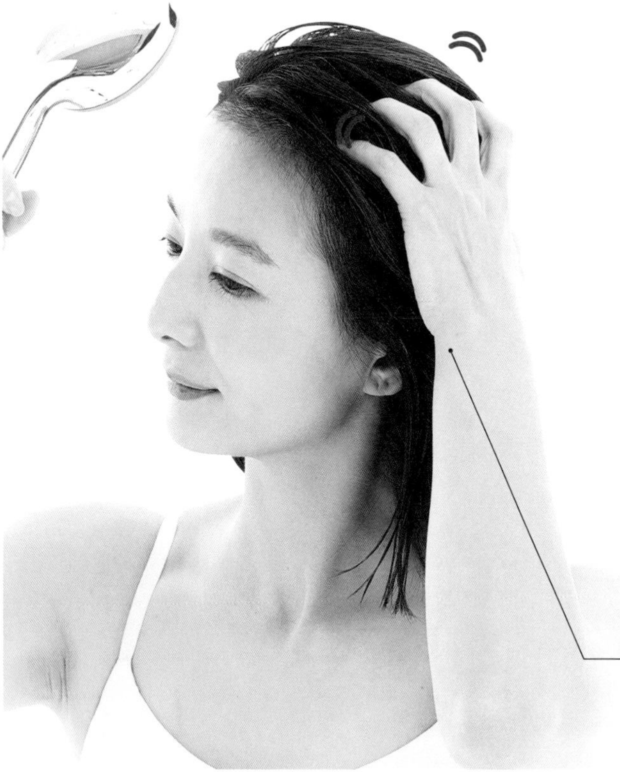

シャワーの湯を頭にかけながら、頭皮に手の指の腹を当てて小刻みに動かす。位置を移動して頭皮全体を洗っていく（洗う時間はP.71を参照）。強くこすらず、軽いタッチで頭皮に指を通すイメージで行う。シャワーをフックに固定し、両手で行ってもOK。

\Point/

髪をかき分けて頭皮全体にしっかり指を通す

STEP 2 シャンプー

シャンプー剤を髪につけたらさっと短時間で洗う

\Point/

指は頭皮に当てず、セーターを押し洗いするように髪の上から手を動かす

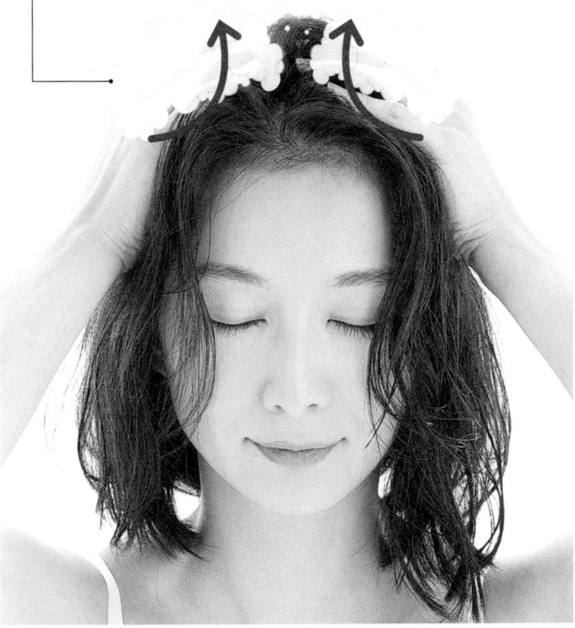

シャンプー剤を手か泡立てネットで泡立て、髪にのせる（サラサラとした液状のシャンプー剤の場合は、そのまま髪にのせて泡立てる）。髪に手のひらをのせ、円を描くようにもぞもぞと動かす。手の位置を移動して髪全体を手早く洗う。

NG 頭皮をゴシゴシ強くこすらない

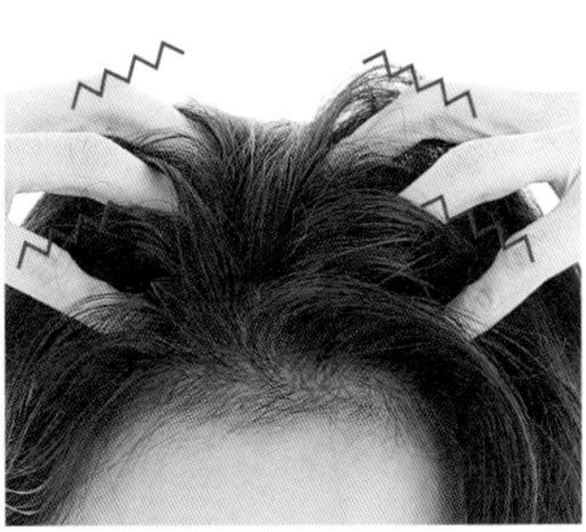

頭皮をこするとシャンプー剤で摩擦することになり、皮脂を取り過ぎてしまいます。また、コーティング剤（P.82参照）が含まれると、それを頭皮にすりこむことになり、薄毛など髪のトラブルのもとに。

シャンプー剤の量は無理に減らさず泡立つ量にして汚れをオフ

シャンプー剤の泡立ちが足りないと髪の摩擦につながり、汚れも残りやすくなります。減シャンは、シャンプー剤の量を減らすことより、〝シャンプーの時間を短くする〟ことを優先して。

\Point/

髪の立ち上がり、
クセが気になる部分を
マッサージしても!

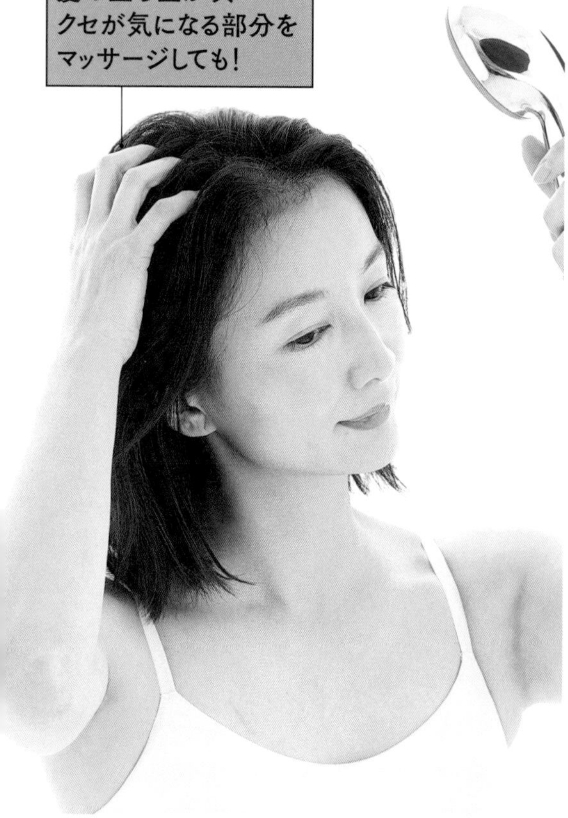

STEP 3 すすぎ

頭皮にしっかり指を通して
ていねいにすすぐ

予洗いと同様に、シャワーの湯を頭にかけながら頭皮に指の腹を当て、小刻みに動かして軽くこすり、全体をすすぐ。髪のクセが気になるところをマッサージするイメージで指を通すと、乾かしたときにまとまりがよくなり、ふわっと立ち上がる。

トリートメント、リンスなどをしないで終了!

頭皮や髪をダメージから守るには、トリートメント、リンス、コンディショナーなどのコーティング剤を避けることが大切(P.82参照)。シャンプーだけだと髪がキシキシしますが、これは髪が濡れたときにキューティクルが開いて起こる自然な現象。乾かすとキューティクルが閉じ、サラサラになります。

すすぎの仕上げに首、背中もしっかり洗う

シャンプー剤にコーティング剤が含まれている場合、洗い流したときに首や背中について残り、肌荒れにつながることがあります。すすぎの仕上げに、首と背中もしっかり洗い流しましょう。また、髪が長い場合、乾かすまでタオルなどでまとめ、肩と背中に触れないように。

ダメージ、ペタンコ髪を防ぐ
髪の乾かし方

濡れたまま放置すると、開いたキューティクルが摩擦で傷つき、パサついた元気のない髪に。タオルドライとドライヤーで完全に髪を乾かすと、ダメージを防げます。

タオルドライ

濡れた髪をタオルで強くゴシゴシこすると、過度な摩擦でキューティクルが剥がれるのでNG。タオルで頭皮を軽くふいたら、ウロコ状のキューティクルの流れに沿うよう、髪の根元から毛先へはさむようにふきましょう。

1

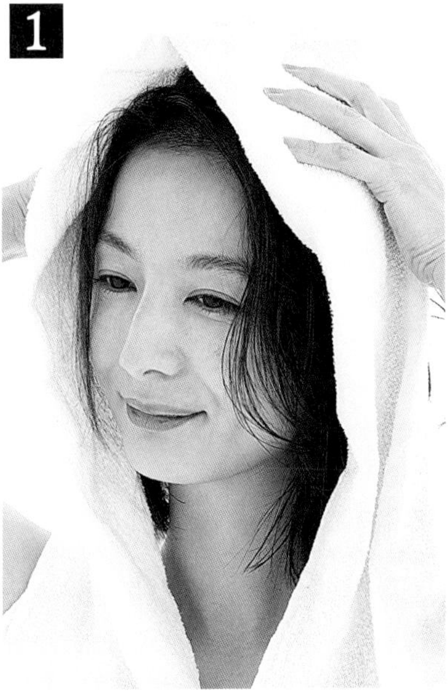

タオルを頭皮に当てて、シャカシャカと手早く動かして水分を軽くふく。

2

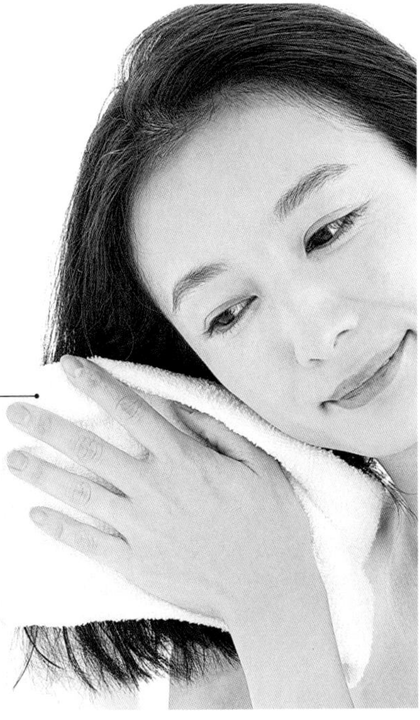

\Point/

こすらずはさむのがポイント！

髪にタオルを当てて両手のひらではさみ、毛流に沿ってトントントンと根元から毛先に向かって位置を動かす。

ドライヤーのかけ方

ボリュームが欲しいところ、クセが気になるところは毛流に逆らって乾かすと頭皮の下の毛包が刺激され、ふわっと立ち上がり、うねりやクセ毛が緩和。高温のヘアアイロンやホットカーラーは、熱で髪を傷つけるので避け、こちらの乾かし方を参考にして。

全体を乾かす

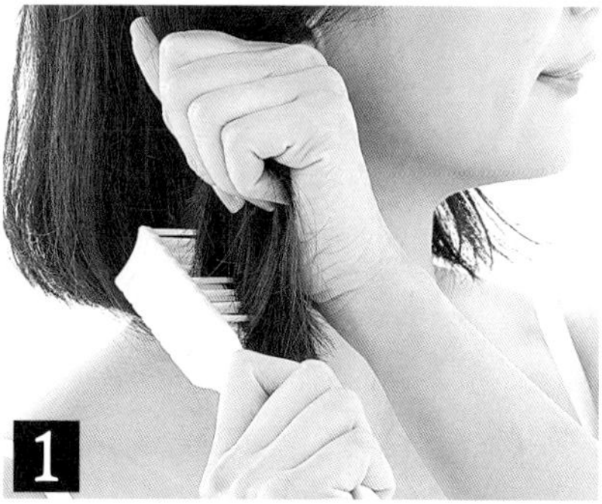

1

髪がからまっている場合、目の粗いブラシやくしを使って毛先からもつれをやさしくといておく。

2

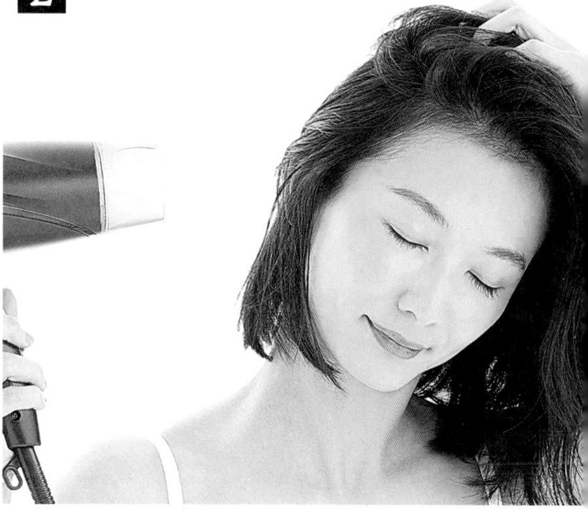

ドライヤーを頭皮から10cm以上離し、上、下、斜めなどいろいろな方向から風を送る。髪の根元に手の指を通して小刻みに揺らしたり、手ぐしを通したりして髪全体を乾かす。

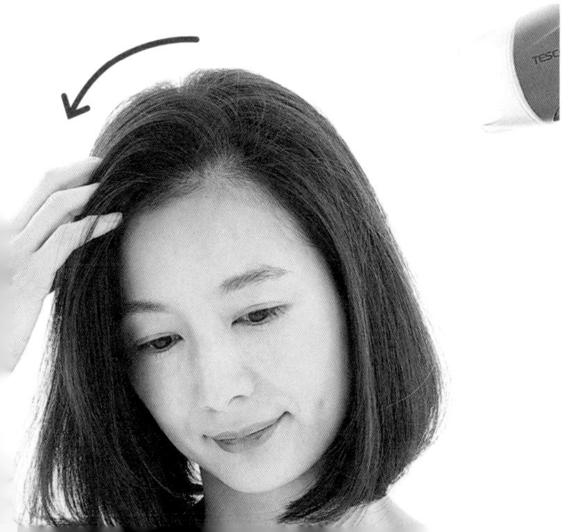

前髪の割れを防ぐ

前髪が割れやすいところの左の毛束を手で取る。毛流の逆側に毛束を倒して軽く引っ張り、ドライヤーを当てる。右の毛束も同様に毛流の逆に倒し、ドライヤーを当てる。

頭頂部の毛をふんわりさせる

1

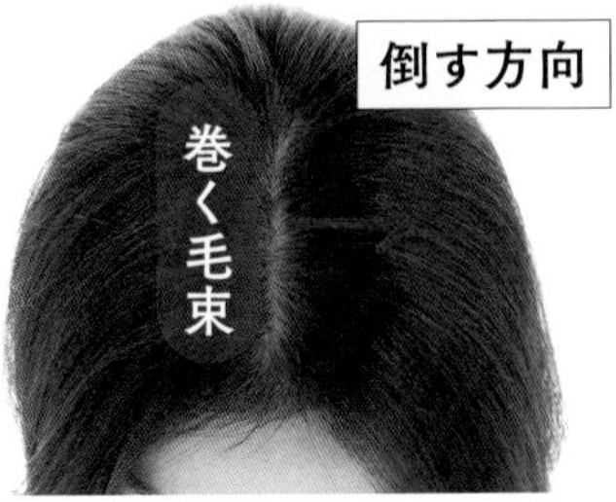

毛束をしっかり倒す！

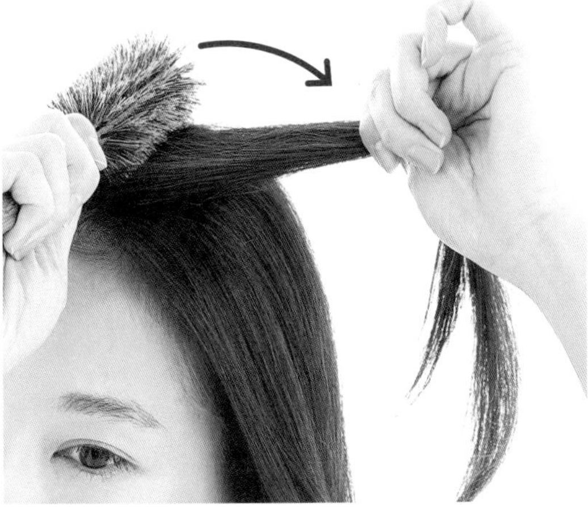

頭頂部の右側の毛束を手に取り、左側にしっかり倒して軽く引っ張り、ロールブラシを髪の根元の内側に当てる。

NG

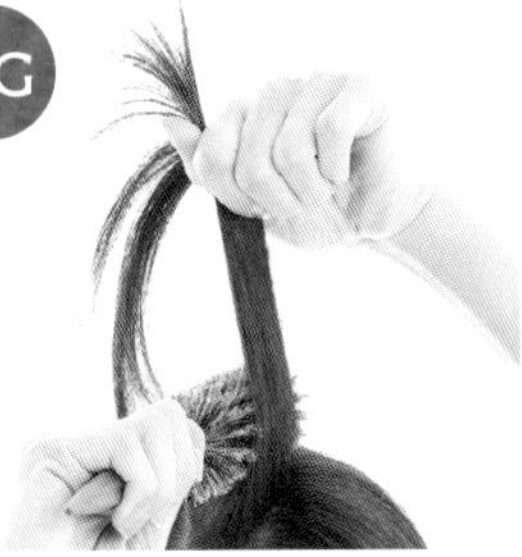

毛束をまっすぐ上げてブラシを当てない

2

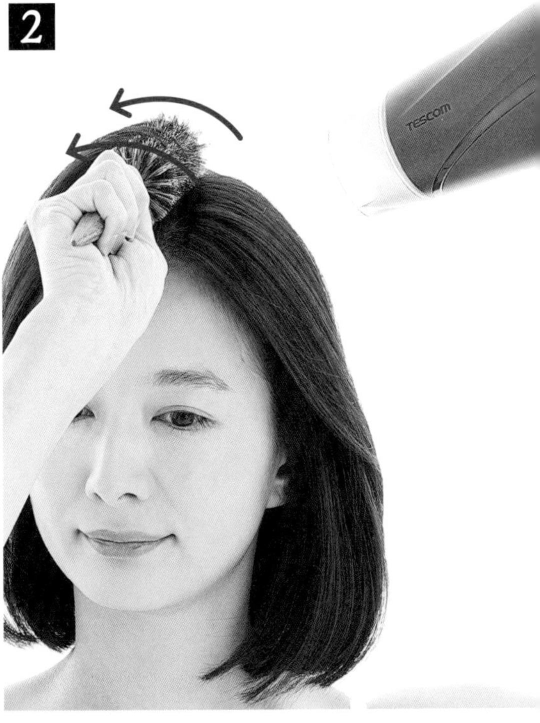

ブラシを右に回して髪を巻き、ドライヤーを当てる。頭頂部の左側の毛束も同様に行う。

が元気になった人、増えています！

したところ、実践中のみなさんから頭皮と髪のトラブル
シャンをはじめれば、薄毛の予防に◎。

頭部リンパ流しと
湯シャンをして
半年ほどで白髪改善と
髪のボリュームアップを
実感！

頭皮のニオイが
気にならなくなって
驚きました。

前髪の生え際、
耳の近くの白髪が
目立たなくなって
きました。

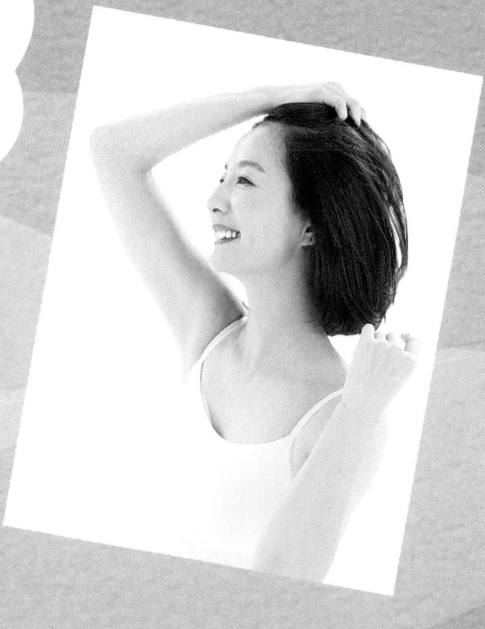

根元半分が
黒い白髪を
見かけるように！

減シャン・湯シャンで頭皮と髪

YouTubeの美髪堂チャンネルで減シャンや湯シャンを紹介
が改善したという報告が続々！　頭部リンパ流しに加えて減

減シャンをはじめてから
明らかに抜け毛の量
が減りました。

頭部リンパ流しと
湯シャンで
髪が長く伸びるようになり、
抜けにくくなりました。

髪がやわらかくて後頭部の
髪の毛がペタンコに
なりやすかったのですが、
髪にコシとボリュームが
出てきました。

頭皮のかゆみが
なくなって
とても快適です。

減シャンをして
半年で髪が丈夫
になり湯シャンに
切り替えました。

減シャンと合わせて
コンディショナーを止めました。
雨の日も髪が
ボサボサにならず、
ツヤのあるまとまる髪に！

Column 01

シャンプーの語源は“マッサージ”。

すすぎのときに頭皮をほぐせば髪質改善に◎

私たちはシャンプーを“洗髪”ととらえていますが、ヒンディー語が語源で、“マッサージする”という意味があります。第2章で減シャンを紹介しましたが、目的はバリア機能を持つ頭皮の皮脂を取り過ぎないこと。髪のクセ、うねりなど髪質改善を目的にする場合は、減シャンのすすぎで頭部リンパ流しを行う方法もあります。ただし、長時間、シャワーの湯を頭皮にかけ続けると皮脂を落とし過ぎるので、シャンプーの前やすすぎの後に、湯船に浸かって頭部リンパ流しを行うのもおすすめ。血流がよくなって頭皮の緊張が取れ、老廃物をほぐしやすくなります。

第3章

髪と頭皮のダメージを抑えて髪の寿命を延ばす！

「脱コーティング剤」のススメ

洗浄力の強いシャンプー剤よりも頭皮や髪にダメージを与え、
薄毛を加速させてしまうのがトリートメント類などのコーティング剤。
その知られざる影響を知り、脱コーティング剤をして
髪と頭皮をダメージから守りましょう。
素髪も頭皮も元気になり、太く長い髪が育つように！

※ヘアケア製品のコーティング剤には、さまざまな種類があります。本章での「コーティング剤」は、一般のトリートメントなどに使用されていることが多い「カチオン界面活性剤」をさします。

「トリートメントなどのコーティング剤が髪のパサつき、薄毛を悪化させる!?」

シャンプーの後に、トリートメント、リンス、コンディショナーをするのが当たり前の習慣になっていませんか？　じつは、それらに含まれる〝コーティング剤〟が髪のパサつき、薄毛、白髪などを進めてしまう曲者なのです。

一般のトリートメント、リンス、コンディショナー類の多くに、〝カチオン界面活性剤〟というコーティング剤の一種が含まれています。カチオンは、陽イオンという意味で、プラス（＋）の電気を帯び、マイナス（－）に帯電した髪と頭皮に吸着し、膜をつくります。その吸着力はとても強く、お湯で洗い流しても落とすことはできません。だから、トリートメントをした直後は髪がやわらかくなり、ツルツルと指通りがよくなったように感じるのです。しかし、それは人工的に髪をコーティングしただけで、効果は一時的。コーティング剤は永遠に吸着しているわけではなく、時間が経つにつれて髪表面のキューティクルとともに剥がれ、素髪をパサパサにしてしまいます。さらに、コーティング剤は頭皮を刺激して荒れさせ、薄毛や白髪を加速させる原因にもなります。

カチオン界面活性剤の影響

長期的には素髪の潤いを奪い、薄毛を進めてしまう！

髪と頭皮はマイナス（－）に帯電し、トリートメントなどのプラス（＋）の電荷を持つカチオン界面活性剤が吸着します。毎日、上塗りを重ねると髪が重くなってボリューム感がダウン。時間が経つと髪のキューティクルを剥がし、パサパサの髪になってしまいます。また、カチオンはタンパク変性作用のある皮膚へ刺激が強い界面活性剤。頭皮を荒れさせて薄毛や白髪にも影響します。

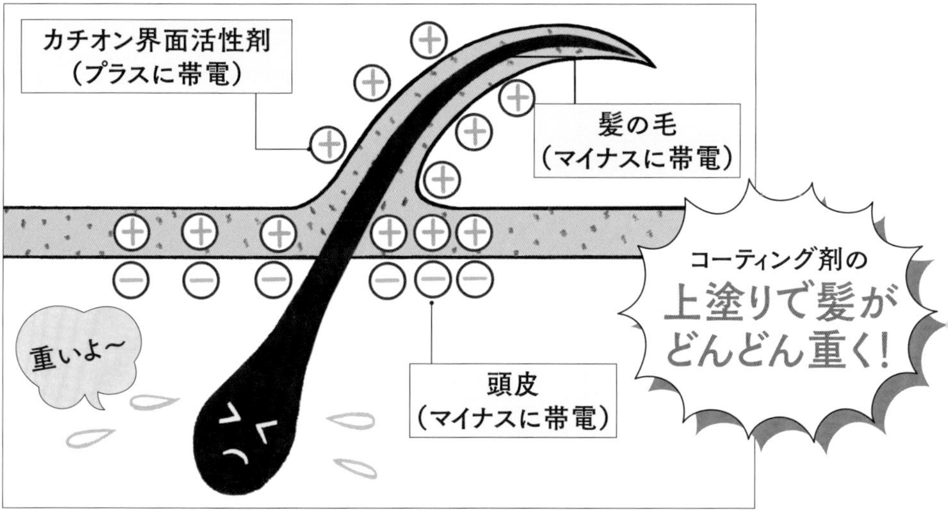

トリートメントなどの
コーティング剤を避ければ
髪と頭皮が健やかに！

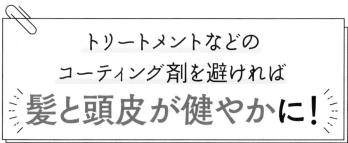

がパサパサになる理由

ダメージを負うともとに戻りません。トリートメントは髪を「補修」
はなく、パサつきを悪化させてしまいます。

トリートメントなどのコーティング剤が素髪をおおって吸着

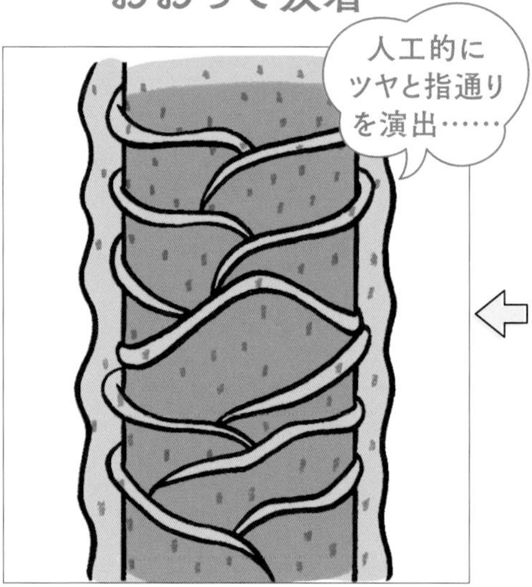

トリートメント、リンス、コンディショナーをすると、コーティング剤が髪表面のキューティクルにぴたっと吸着。お湯では落とせない膜ができます。洗い流した後、髪がやわらかくなって、ツルツル、サラサラの手ざわりになり、潤った感じがしますが、一時の表面的な効果です。

健康的なキューティクルの素髪

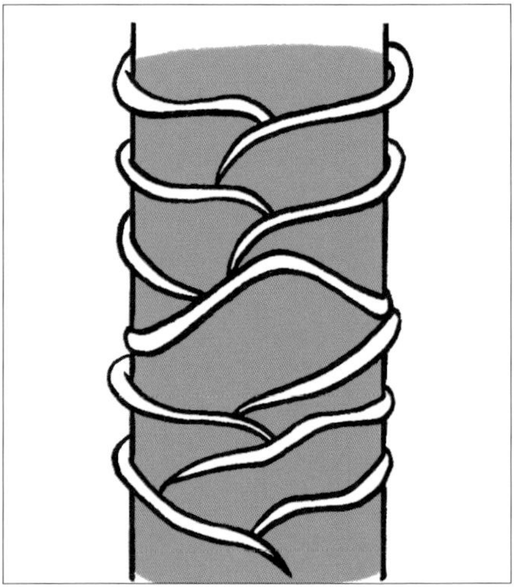

髪の表面にはウロコ状のキューティクル（毛小皮）が重なり、髪の毛をおおっています。また、内部のコルテックス（毛皮質）は、水分やタンパク質、黒い髪色のもとになるメラニン色素などを含み、キューティクルがこれを保護。キューティクルが閉じて整っていると、ツヤと潤いのある素髪に。

トリートメントしたのに素髪

頭皮の表面に出ている髪の毛は死んだ細胞（角化細胞）で、一度
「よみがえらせる」といわれますが、素髪が本質的によみがえること

キューティクルもいっしょに剥がれてコルテックスがむき出しに！

時間が経つとコーティング剤が剥がれてくる！

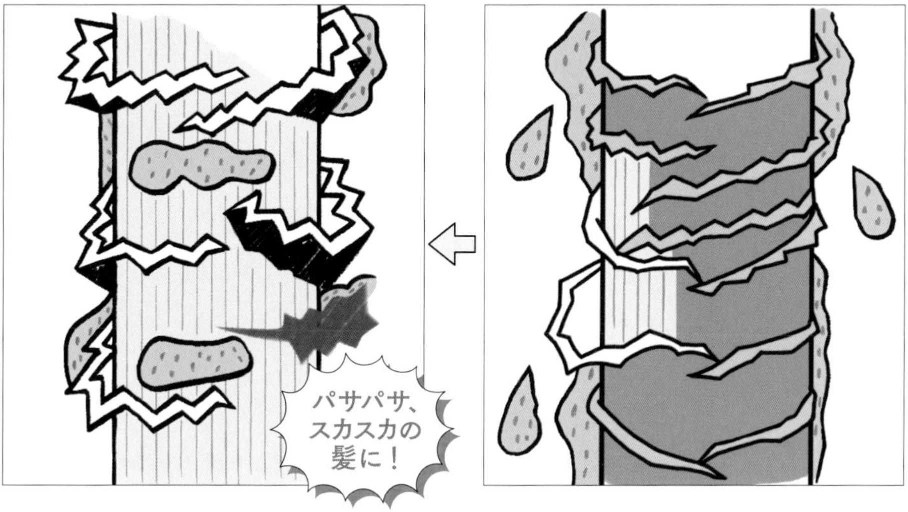

キューティクルは薄くて剥がれやすく、コーティング剤が取れるときにくっついたままいっしょに剥がれます。キューティクルが傷つくと、そこから髪の内部の水分や栄養、色素が流れ出し、潤いが減って中身の抜けたパサパサ、スカスカの髪に。黒髪は茶色っぽくなり、染めた髪色は早く色落ちします。

髪の表面に付着したコーティング剤は、ずっとはりついているわけではありません。日々の髪への摩擦、熱（ヘアアイロン、ドライヤー）などの刺激で時間が経つとコーティングが劣化し、剥がれ落ちてきます。トリートメントをしてすぐは髪が潤った感じがしても、次第にパサついてくるのはこのため。

さらにコーティング剤を上塗りすると
髪のダメージが悪化していく!!

「コーティング剤が頭皮の毛穴をふさぎ、皮脂の分泌、髪の成長を妨げる」

トリートメントは髪につけるものですが、洗い流すときに頭皮にふれ、コーティング剤が付着してしまいます。カチオン界面活性剤は電気的刺激により、頭皮の角質層のタンパク変性を起こし、かゆみ、赤み、フケなどを引き起こします。さらに、頭皮の毛穴までコーティング剤でおおわれてしまうことで皮膚が酸欠状態になり、バリア機能の主役である皮脂の分泌を遮断。頭皮のダメージは、その下の髪をつくる毛包のダメージにもつながるのです。

近年、若い世代の薄毛が増え、白髪染めをはじめる年齢も早まっています。薄毛や白髪は、遺伝、加齢、生活習慣、ストレス、ホルモンバランスなどさまざまな原因がありますが、これは昔の人でも大きく変わらないこと。この数十年で、世間ではトリートメント、リンス、コンディショナーをすることが当たり前の習慣になり、コーティング剤を含むヘアケア製品が増えました。コーティング剤によって頭皮がダメージを受けていることが、若い世代の薄毛、白髪の増加の大きな原因になりえるのです。

コーティング剤が頭皮にはりつくと……

天然の保護クリームである
皮脂の分泌を遮断

髪につけたトリートメントをお湯で洗い流すとき、頭皮にふれてコーティング剤が吸着します。それが皮脂膜の上に重なることでバリア機能が低下。毛穴までふさいでしまうと、皮脂が出てこられなくなってしまいます。

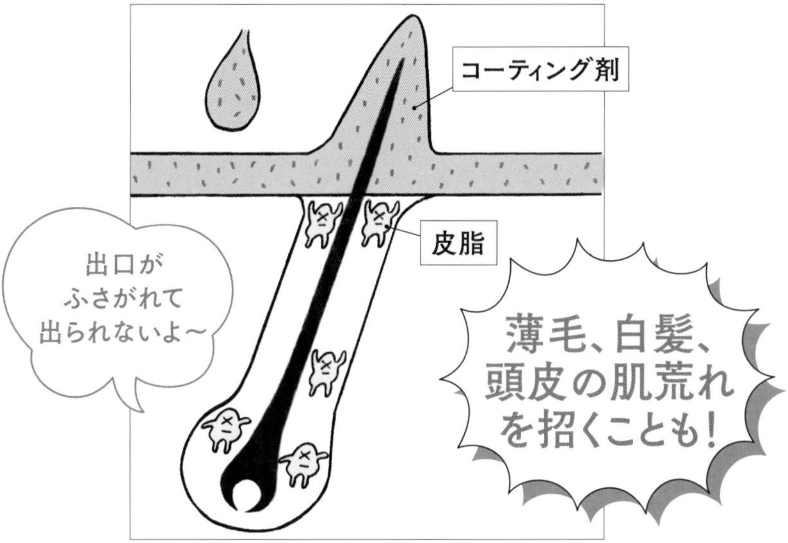
コーティング剤
皮脂
出口が
ふさがれて
出られないよ～
薄毛、白髪、
頭皮の肌荒れ
を招くことも！

頭皮を元気な髪が
育つ状態にするには
脱コーティング剤を！

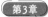

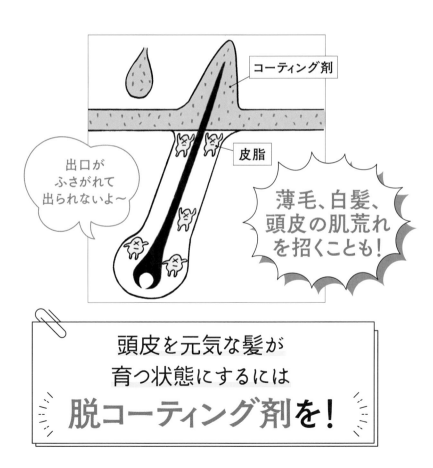

「脱コーティング剤ですっぴんの頭皮と髪を元気にすれば薄毛も改善！」

コーティング剤は、トリートメント、シャンプー、スタイリング剤など、あらゆるヘアケア製品に含まれています。これらによる頭皮と髪へのダメージを抑えるためには、できるだけコーティング剤を避ける「脱コーティング剤」をしましょう。頭皮環境が整い、薄毛や白髪などが改善に向かいます。

コーティング剤が特に多く含まれるのは、トリートメント、リンス、コンディショナー類です。まずはシャンプーの後にこれらをつける習慣を止めることからはじめてください。トリートメントをしないと洗髪後に髪がきしみ、心配になるかもしれません。これは、髪が濡れてキューティクルが開いたためで、乾かせばサラサラに戻ります。また、髪がパサついてくるかもしれませんが、トリートメントを止めたせいと考えず、コーティング剤が落ちて素髪のダメージが表面化したととらえてください。今までコーティング剤を使い続けたお手入れによるものだと受け入れ、新しく生えてくる美髪に期待して気長に待ちましょう。頭皮が健康になればツヤと潤いのある美髪が育ち、指通りや立ち上がりもよくなります。

髪質、薄毛改善には……

コーティング剤を避けて
髪と頭皮をダメージから守る

頭皮に炎症、乾燥などのトラブルがあると、健康な髪が育ちにくくなります。頭皮下の老廃物を減らす「頭部リンパ流し」とともに、頭皮を健やかにする「減シャン」、コーティング剤を含むトリートメントなどを止める「脱コーティング剤」をすることで、薄毛、白髪、クセ毛など髪の悩みが改善していきます。

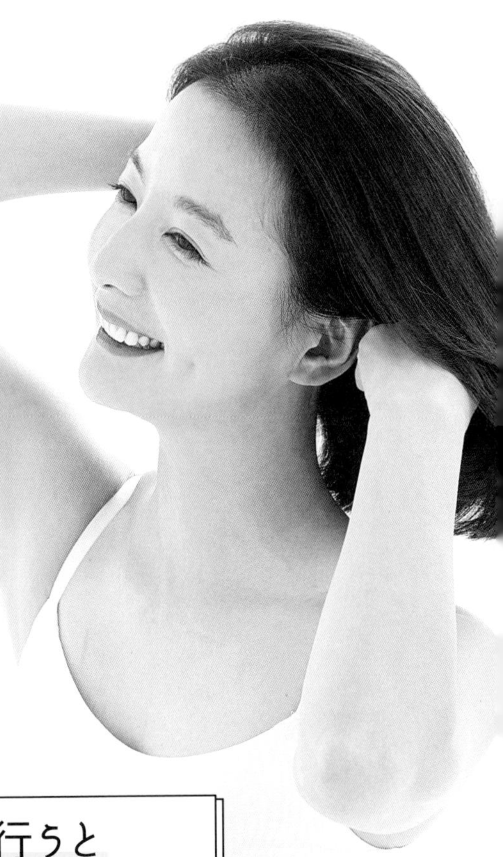

頭部リンパ流し
（頭皮下の老廃物を減らす）

＋

減シャン、
脱コーティング剤
（頭皮と髪を健康にする）

⇩

これらを合わせて行うと
美髪が育ちやすい
頭皮環境に！

頭皮をいたわり、生えてくる髪を丈夫に！

脱コーティング剤の方法

髪と頭皮へのダメージを減らして素髪を元気にするには、コーティング剤が含まれるヘアケア製品を知り、これらを避けるようにしましょう。

1

減シャンをして、トリートメント、コンディショナー類を止める

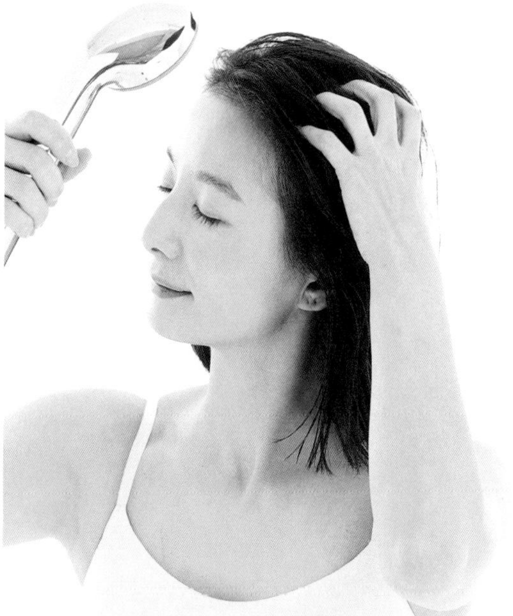

コーティング剤が多く含まれるトリートメント、コンディショナー、リンスを毎日する習慣を止めれば、髪や頭皮へのダメージを大きく減らせます。減シャン後、トリートメントなしでも乾かせばサラサラに。継続すると髪が軽くなり、立ち上がりがよくなります。

2

スタイリング剤の日常使いを避ける

ヘアムース、ヘアワックス、ヘアクリームなどにもコーティング剤が入っていることがあります。髪が重くなってホコリもつきやすくなり、時間が経つとペタンコになる原因に。スタイリング剤は、イベントなど特別な日だけ使いましょう。

ロングヘアで毛先がもつれる場合は？

髪が長くてパサついていると、トリートメントを止めることでからまりやすくなることがあります。応急処置としてダメージが進んでいる毛先だけ最小限の量のトリートメントをつけ、頭皮や体につかないように洗い流しましょう。

3 カチオン不使用、または刺激が少ないシャンプー剤を選ぶ

シャンプー剤の多くは、洗浄成分だけではなく、洗い流した後のきしみを抑えるためにコーティング剤が含まれています。コーティング剤が入っていない(少ない)シャンプー剤の共通点は、水のようにサラサラしていること。コーティング剤入りのものの多くは、粘度が高くドロッとしています。吸着力が強いカチオン界面活性剤をできるだけ避け、頭皮への刺激が少ないシャンプー剤を使いましょう。

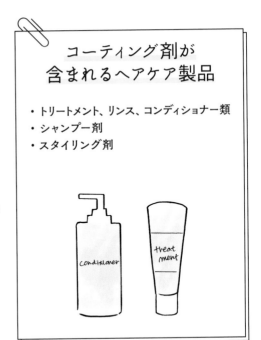

コーティング剤が含まれるヘアケア製品

- トリートメント、リンス、コンディショナー類
- シャンプー剤
- スタイリング剤

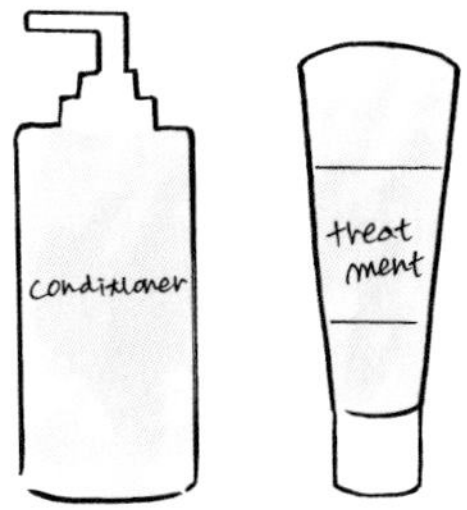

カチオン界面活性剤の分類と特徴

分類	成分名	特徴など
第四級アンモニウム塩型 (第四級カチオン)	・ベヘントリモニウムクロリド ・ステアルトリモニウムクロリド ・セトリモニウムクロリド ・グアーヒドロキシプロピルトリモニウムクロリド ・ベヘントリモニウムメトサルフェート　など	髪の柔軟性を高めるため、トリートメント、コンディショナーなどに使用されていることが多い。髪と頭皮に吸着しやすく、皮膚が弱い人は刺激に。「〇〇〇クロリド」という成分名が多い。
アミン塩型 (第三級カチオン)	・ステアロキシプロピルジメチルアミン ・ベヘナミドプロピルジメチルアミン ・PPG-1／PEG-1ステアラミン	第四級カチオンに比べて柔軟性が低く、皮膚への刺激が弱いものの、髪や頭皮への吸着力がある。「低刺激」とうたうトリートメント、シャンプーなどに使用されていることがある。
カチオン性ポリマー	・ポリクオタニウム-(数字) 〈例〉ポリクオタニウム-10　など	第四級アンモニウム塩を含むものが多いカチオン性ポリマー。さまざまな種類があり、数字で表記されている。「ポリクオタニウム-10」は植物成分のセルロースをカチオン化した成分でシャンプーに使用されていることが多い。

4

ヘアマニキュアを避け、髪や頭皮にダメージの少ないヘアカラー、白髪染めを選ぶ

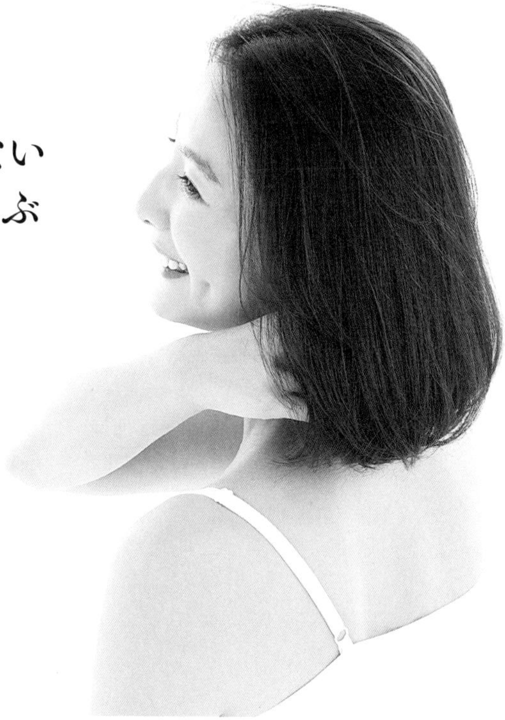

ヘアカラーや白髪染め（アルカリカラー）は、たまに行うものなので、コーティング剤が多いトリートメントを使い続けるより髪質への悪影響は少ないと考えられます。しかし、染毛剤によっては頭皮と髪にダメージを与え、髪質を落とす原因に。ヘアマニキュアはアルカリカラーよりも髪と頭皮にやさしいといわれていますが、時間が経つとコーティングが剥がれて髪をパサつかせます。髪と頭皮に負担をかけない染毛剤を選びましょう。

髪や頭皮へのダメージあり！

ヘアマニキュア

コーティングが落ちて髪のコンディションが低下

ヘアマニキュアは、髪表面に染料をコーティングして染める方法。そのことで髪を重くして毛量感を減らし、時間が経つと剥がれて髪を傷つけます。また、ヘアマニキュアは頭皮にふれないよう髪に塗りますが、洗い流すときに頭皮について吸着し、ダメージを与える可能性があります。

アルカリカラー

髪の内部も脱色で傷つき、アルカリ剤が頭皮に残留

アルカリカラーは、アルカリ剤で髪の表面のキューティクルを開いて内部に染料を入れ、メラニン色素を分解して脱色する染め方。そのため、髪の表面や内部にまで大きなダメージが及びます。さらに、アルカリ剤が頭皮にふれて残り、敏感肌の人は、かゆみ、赤みなど炎症を招くことも。

髪と頭皮にやさしい白髪染め

ヘナ100%

植物のヘナが持つ色素で染め、髪をつややかに

植物のヘナ（ヘンナ）を乾燥させて粉末状にした天然の染料で、白髪をオレンジ色に染める方法。髪にツヤ、ハリを与え、頭皮をケアする効果があります。ヘナにインディゴを混ぜると茶色に染まりますが、ヘナ100%よりツヤは出にくくなります。

香草カラー

植物成分がメインで髪のハリ、コシをアップ！

ハーブや漢方生薬などの植物成分97.4%のカラー剤。ノンアルカリで脱色剤やコーティング剤も含まれません。染めるたびに植物成分がツヤ、ハリ、コシのある髪に導きます。ヘナ100%より、染める髪色の選択肢が多いのが利点。

脱コーティング剤による髪の変化

コーティング剤入りのトリートメント、アルカリカラーをしていたころの髪はパサパサで広がり、抜け毛がひどく、頭皮にかゆみも。コーティング剤不使用のシャンプー、香草カラーにしてから伸びた髪（約2年）は、ツヤが出て指通りがよく、抜け毛も減少。

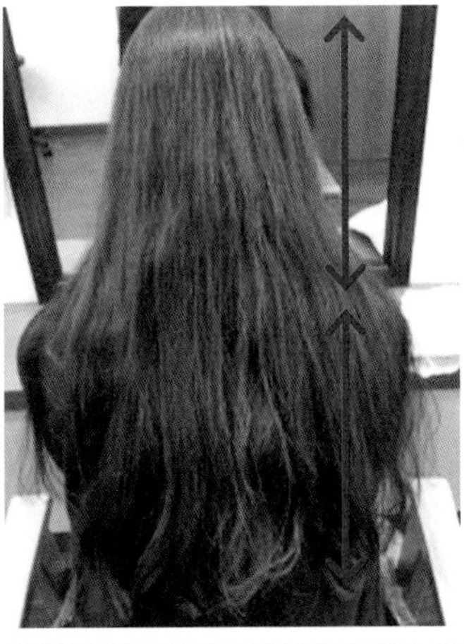

根元から半分の毛は……

- **香草カラーで白髪染め**
- **コーティング剤フリーのシャンプーなどでお手入れ**

毛先から半分の毛は……

- **アルカリカラー（脱色）で白髪染め**
- **コーティング剤を含むシャンプーやトリートメントでお手入れ**

トラブル改善 実例

提供／ダン株式会社

脱コーティング剤をすると、頭皮など肌の状態はどう変わるのでしょうか？　コーティング剤フリーのヘアケア製品を使用した施術を行っている美容室「ヘアラウンジセオリー」に、頭皮や首の肌荒れ、手荒れが改善した実例写真を提供していただきました。

円形脱毛症

After

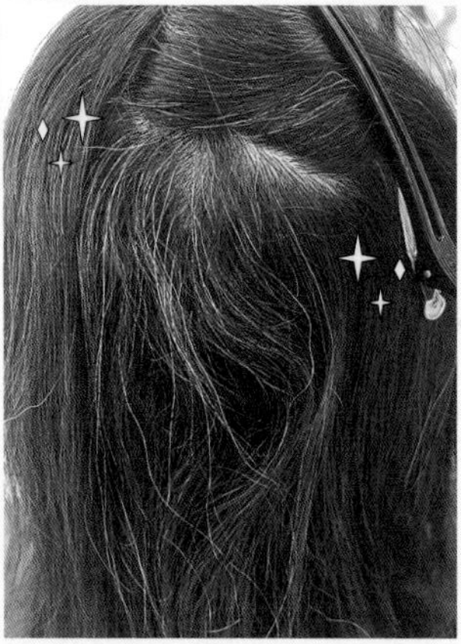

Before

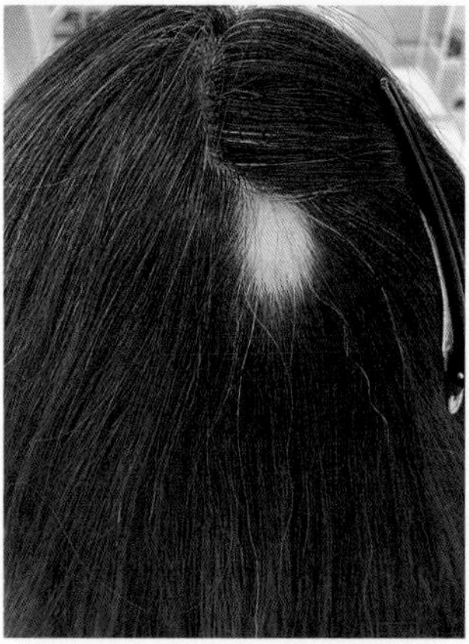

After

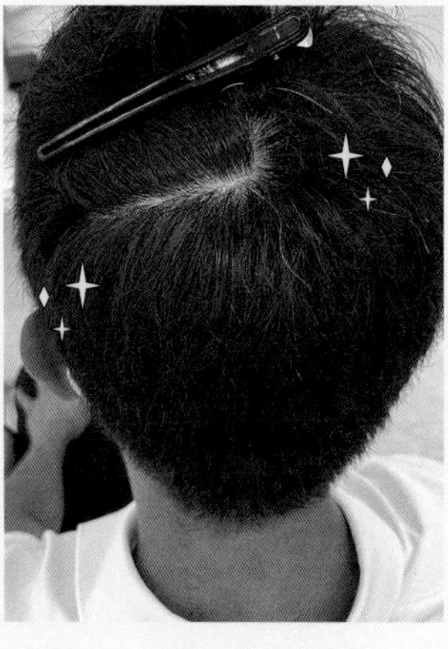

Before

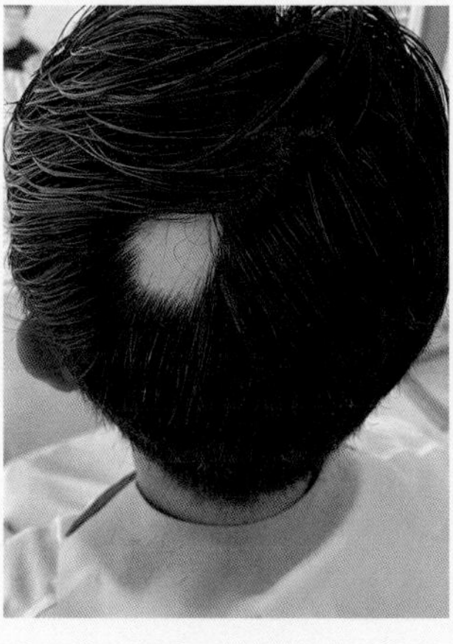

赤み、かゆみがおさまり髪の毛が復活！

頭皮にかゆみや赤みが出はじめ、気がつくと後頭部の毛が抜けて円形脱毛が発生していたケース。自宅でコーティング剤フリーのシャンプーやヘアパックを使用。上の女性は1か月目、下の男性は2か月半目から毛が生えはじめました。

脱コーティング剤による 髪・頭皮

頭皮、首の肌荒れ

After

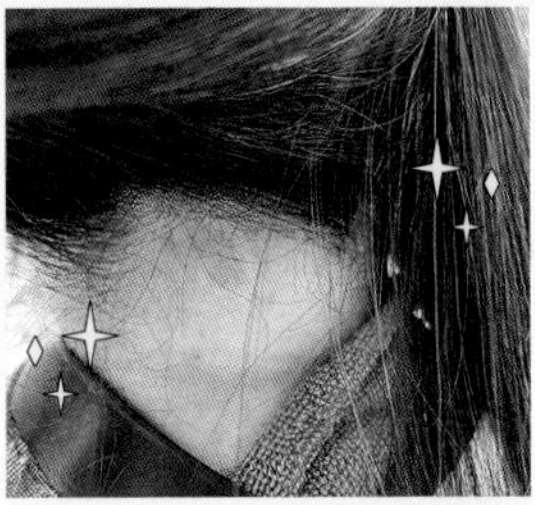

Before

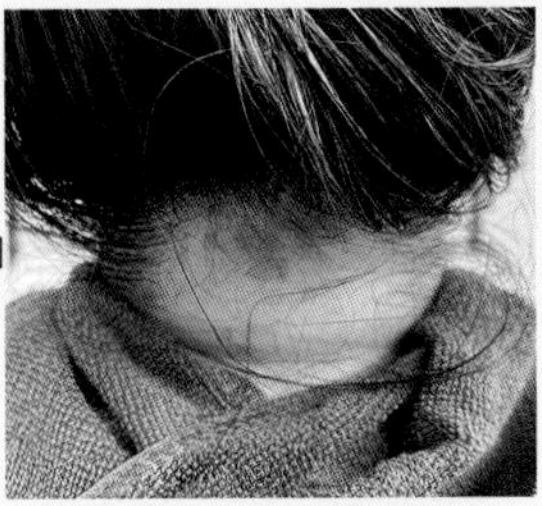

After

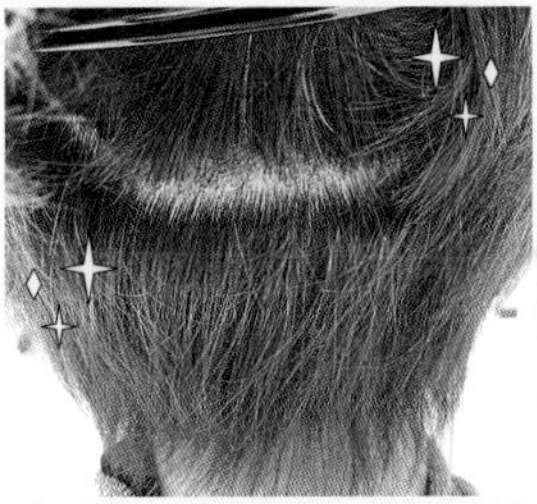

Before

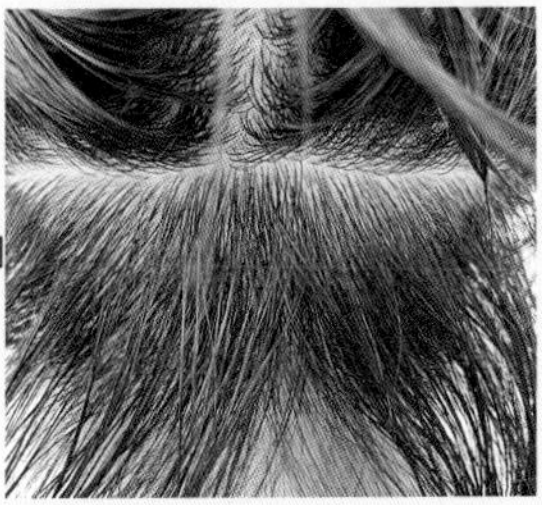

コーティング剤を落とし、ヘアパックでお手入れ

後頭部、えりあしの髪をめくり上げると、肌荒れ（炎症）が起きている状態。皮膚についたコーティング剤を落とし、コーティング剤フリーのシャンプーやヘアパックなどで施術。はりついて皮膚を刺激していたコーティング剤が除かれ、頭皮や首の赤みが抑えられました。

美容師の手荒れ

コーティング剤フリーのシャンプーに変え、手荒れがキレイに！

After

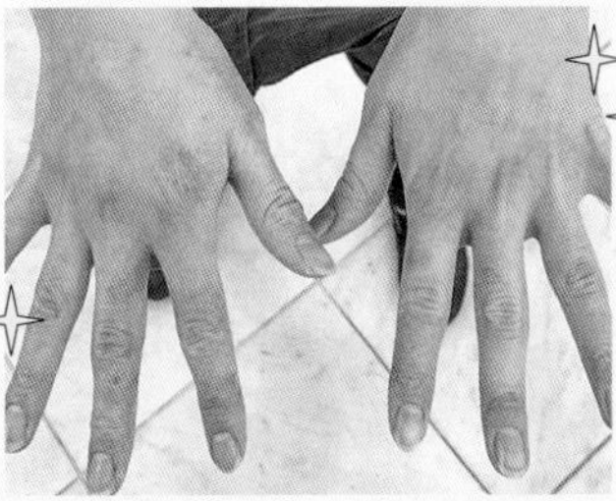

Before

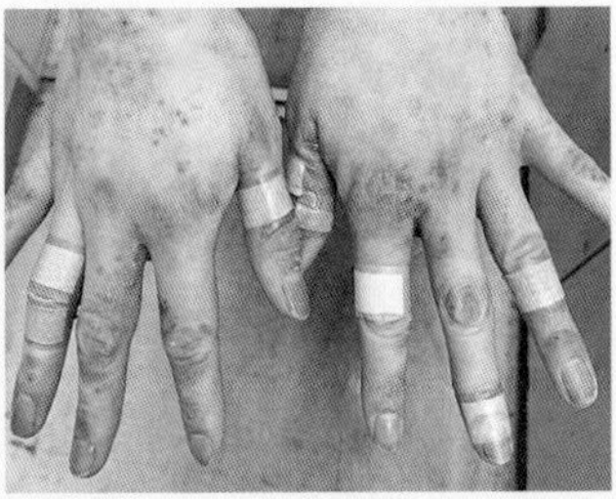

コーティング剤の多いサロン仕様のシャンプーやトリートメントをコーティング剤フリーの製品に変更した美容師の手。シャンプーの業務を続けても手荒れがなくなりました。

Column 02

ノンシリコンなら安心は間違い!?
ノンシリコンのヘアケア製品にカチオンが使われていることも

シリコンは、シャンプーなどに使用されているコーティング剤の一種。成分表示では「ジメチコン」などと表記されます。近年、シリコンが悪もののように扱われ、ノンシリコンシャンプーが出回るようになりました。しかし、シリコンを入れないと髪がきしんでしまうため、カチオン界面活性剤が使用されるようになったのです。カチオンはシリコンよりも吸着力が強く、皮膚への刺激が強い成分。コーティング剤の中でも、まずはカチオンを避けることが大切です。

第4章

髪の成長の仕組みを知って本質的な髪質改善をめざす！

「美髪」のための基礎知識

髪のツヤやコシのもととなっている構造、
生え変わりの毛周期のサイクルなどの知識を深めると、
本質的な髪質改善への意欲がアップ！
髪を外側からキレイに見せることから、美髪を育てることに切り替え、
薄毛や白髪など髪のトラブルを改善していきましょう。

「髪の毛は立毛筋の働きで斜めに起立し、脳を守っている」

鏡で姿を映したとき、髪がふわっと立ち上がり、ツヤツヤだと気分も上向きになりますよね。私たちにとって、豊かな美髪は、心を豊かにしてくれるものです。そして、体にとって、髪は健康を守ってくれているもの。人間が生きていくうえで欠かせない脳を、頭蓋骨の外側で髪がクッションとなって保護しています。その働きを支えているのが、髪の毛の根っこの毛包についている立毛筋という筋肉です。この立毛筋が髪の毛1本1本を斜めに立ち上げて頭部をおおい、紫外線、暑さ、寒さ、外部からの衝撃などから脳を守っています。

さらに、髪の毛は、食事などから体内に入ってきた有害な金属（水銀、ヒ素など）が蓄積しないように排泄する役割も果たしています。

「抜け毛が増えた」「髪が細くなった」「パサパサしてきた」「立ち上がりの元気がない」という髪の状態の変化は、睡眠不足、過度なストレス、疲労が蓄積し、体からの「栄養と休養をとって体を大事にして」というサインかもしれません。髪の毛は、健康状態のバロメーターにもなるのです。

髪の毛の役割

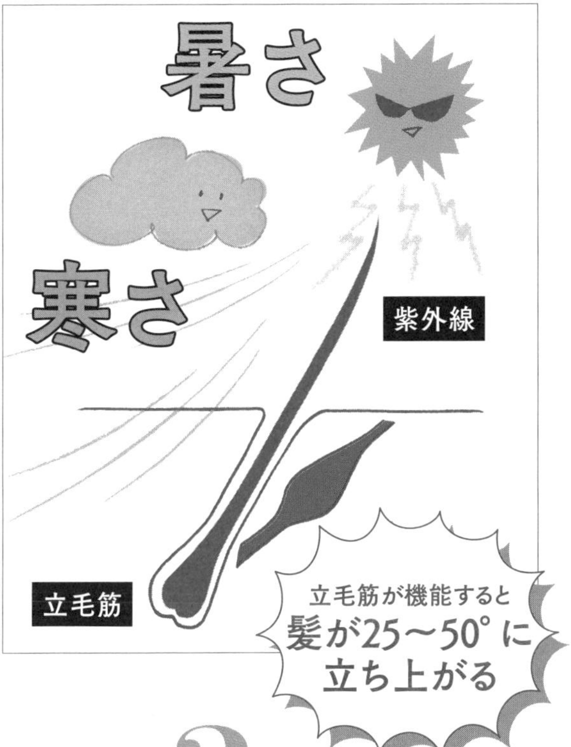
暑さ
寒さ
紫外線
立毛筋
立毛筋が機能すると
髪が25～50°に
立ち上がる

1 暑さ、寒さ、紫外線、衝撃から脳を守る

毛包の立毛筋が正常に機能していると、頭皮上の髪が立ち上がる角度は25～50°ぐらいになります。髪が頭部をふんわりとおおって隠し、紫外線をブロック。暑いときは通気性をよくし、寒いときは保温性を高めます。また、髪はぶつかった衝撃を吸収し、脳を守るクッションにもなります。

2 生活習慣の乱れ、不調を知らせてくれる

髪は大事なものですが、脳、心臓などと違ってなくても生きていけるもの。栄養不足、過度な疲労やストレス、睡眠不足、不調、病気など体がピンチのときは、髪への栄養の運搬が滞り、髪質が悪化します。抜け毛や白髪が増える、パサパサになるなど髪の変化は、健康のバロメーターになります。

3 体内の有害物質を髪に集めて排泄

食事などで知らず知らずのうちに有害な金属（水銀、ヒ素、アルミニウムなど）を体内に取り込んでしまうことがあります。髪は、健康を害す有害な金属、老廃物などが体内に蓄積して健康を損なわないよう、血液にのせて髪をつくり、抜けることで排泄する機能も持っています。

「リンパと血液の流れがよくなれば美髪が育ちやすくなる！」

髪の毛は、死んだ細胞（角化細胞）の集まり。そのため、ハサミで切っても痛みを感じず、高温のヘアアイロンを当てても熱さを感じません。それはさまざまなヘアスタイルを楽しめる利点でもありますが、一方で髪は一度ダメージを負ってしまうと皮膚のように再生することはなく、トリートメントなどで外側から補修しても素髪がもとに戻ることはありません。頭皮環境を整えて美髪を育てることが、本質的な髪質改善なのです。

頭皮の下には、毛根を包んでいる毛包があります。毛根の深いところにあるのが毛球部で、毛細血管から毛母細胞が血液中の栄養を受け取り、髪をつくります。また、その細胞活動などで出た老廃物を回収しているのがリンパ管（P.19参照）です。頭皮下に老廃物が蓄積すると毛包が圧迫されてよじれ、つくられる髪質が悪化します。美髪づくりには、血流をよくするとともに、リンパの流れをよくして老廃物を減らすことも欠かせません。髪の根っこが深くなり、血管から栄養が届きやすくなって太くてコシのある髪が育ちやすくなります。

髪を育てる組織

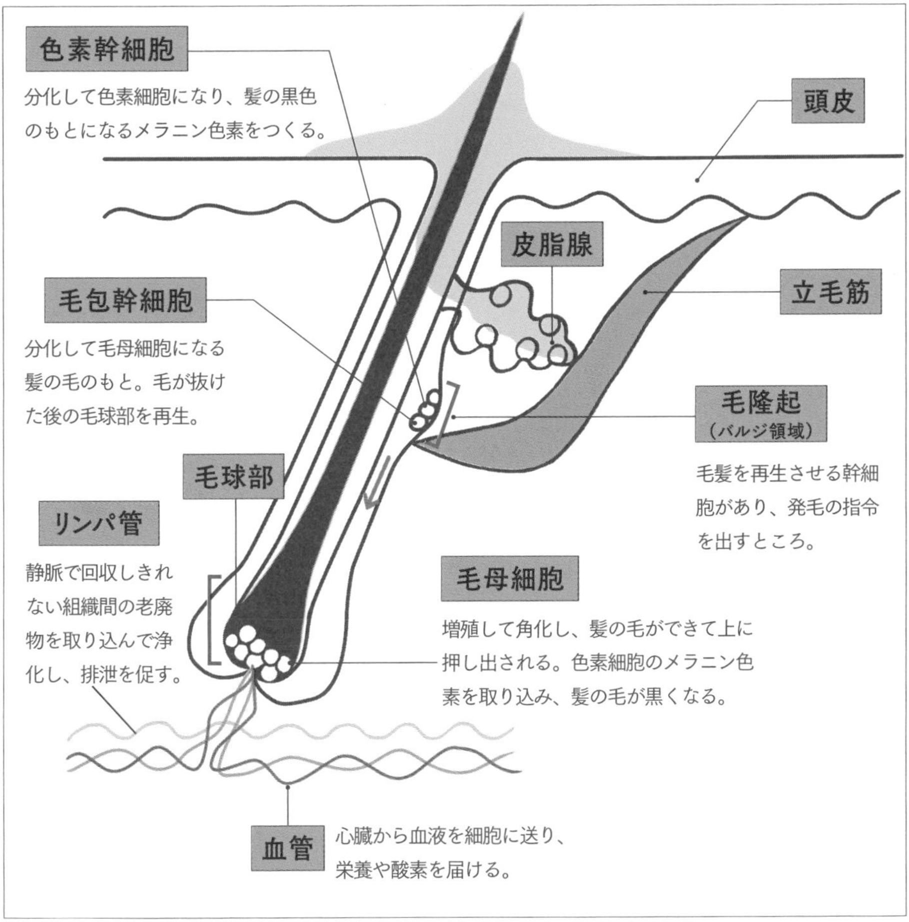
色素幹細胞
分化して色素細胞になり、髪の黒色のもとになるメラニン色素をつくる。
頭皮
皮脂腺
立毛筋
毛包幹細胞
分化して毛母細胞になる髪の毛のもと。毛が抜けた後の毛球部を再生。
毛隆起
（バルジ領域）
毛髪を再生させる幹細胞があり、発毛の指令を出すところ。
毛球部
リンパ管
静脈で回収しきれない組織間の老廃物を取り込んで浄化し、排泄を促す。
毛母細胞
増殖して角化し、髪の毛ができて上に押し出される。色素細胞のメラニン色素を取り込み、髪の毛が黒くなる。
血管
心臓から血液を細胞に送り、栄養や酸素を届ける。

髪を育てる細胞への栄養の供給
老廃物の回収をスムーズにして美髪に

毛隆起（バルジ領域）は発毛の司令塔。ここに存在する毛包幹細胞、色素幹細胞が下の毛球部に移動し、毛母細胞が血液中の栄養素やメラニン色素を取り込み、黒髪がつくられます。頭部リンパ流しで頭皮下の老廃物を減らすと、毛包が深くなって毛根が深く根を張れ、毛母細胞に栄養が行き届いて美髪に。

「キューティクルの整った髪を保てばすっぴんの髪がツヤツヤに」

ツヤと潤いがあり、指通りのよい素髪にするには、トリートメント、ヘアアイロンなどで髪に何かを施すのではなく、元気な髪を育ててキューティクルのダメージを防ぐことが大切です。

キューティクルは、薄いウロコ状の膜が何枚も重なり合い、髪の内部のコルテックスを保護しています。コルテックスは髪の主成分のタンパク質（ケラチン）、水分、メラニン色素などを含んでおり、髪のコシ、潤い、髪色に関わる部分です。キューティクルが剥がれると、内部のコルテックスが流れ出し、パサパサして髪がもろくなり、髪の色が抜けやすくなります。

キューティクルを守る第一の習慣が、トリートメントなどのコーティング剤を避けることです（P.82参照）。また、髪が濡れるとキューティクルが開いてやわらかくなり、少しの摩擦で傷つきやすくなります。洗髪後、髪が濡れたまま長時間放置したり、寝てしまったりする習慣があれば改め、洗髪後は、ドライヤーでしっかり乾かしましょう。

髪の毛の構造

キューティクルに光が当たると反射し ツヤのある髪に

髪がツヤを放っているわけではなく、光の反射によるもの。髪のキューティクルが整っていると、光が当たったときに同じ方向に反射してツヤツヤに見えます。キューティクルがささくれ立っていると、光が乱反射してツヤのない髪に。

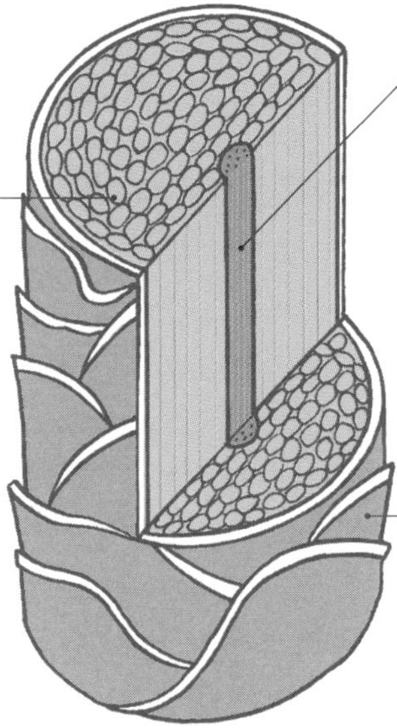

毛髄質（メデュラ）

髪の毛の中心部。細い毛ほど量が少ない。

毛皮質（コルテックス）

タンパク質（ケラチン）、脂質、水分などが含まれ、髪のコシと潤いに関係。髪色に関係するメラニン色素も含まれる。

毛小皮（キューティクル）

根元から毛先に向かってウロコ状に重なり、髪の内部を守っている。

丈夫な髪を育てるには……

- 頭部リンパ流しで頭皮下の老廃物を減らす
- 生活習慣を整える（睡眠、食事など）

太い髪はキューティクルに厚みがありコルテックスの量が多くなります。生えてくる髪を丈夫にするために、上の習慣を取り入れましょう。

キューティクルのダメージを防ぐには

- 減シャン、脱コーティング剤で髪を守る
- ヘアアイロンの日常使いを避ける

時間が経つとキューティクルを剥がすコーティング剤を避ける生活を。髪を摩擦や高温の熱（アイロンなど）のダメージから守ることも大切。

「頭皮や髪のダメージが髪の寿命を縮めてしまう」

洗髪やドライヤーをすると、髪が抜けますよね。１日の抜け毛の本数は、50～１００本ほどといわれます。これほど毎日たくさん抜けても毛量を保てるのは、髪の毛に毛周期があり、〝抜けては生える〟を繰り返しているからです。

髪をつくる場所である毛包は、このサイクルによって深さが変化します。成長期では毛包が深くなって毛根がしっかり根を張り、髪を引っ張ったぐらいでは抜けません。退行期に入ると毛包がだんだん縮んで浅くなり、毛根を上へ押し出します。そのため、退行期に入った髪は、ちょっと触れるだけで抜け落ちるのです。

休止期は、次の髪が生えるまでの準備期間で、また成長期に入ると毛包が深くなり、毛母細胞で髪がつくられて少しずつ上に押し出されていきます。

髪には寿命（生えてから抜けるまで）があり、女性は4～6年、男性は3～5年といわれます。この寿命を短くする原因のひとつが、髪と頭皮のダメージです。「抜け毛が増えた」「前髪の伸びが悪くなった」「分け目の髪が細く短いふわふわした毛になった」という変化は、髪の寿命が短くなったサインかもしれません。

毛周期のサイクル

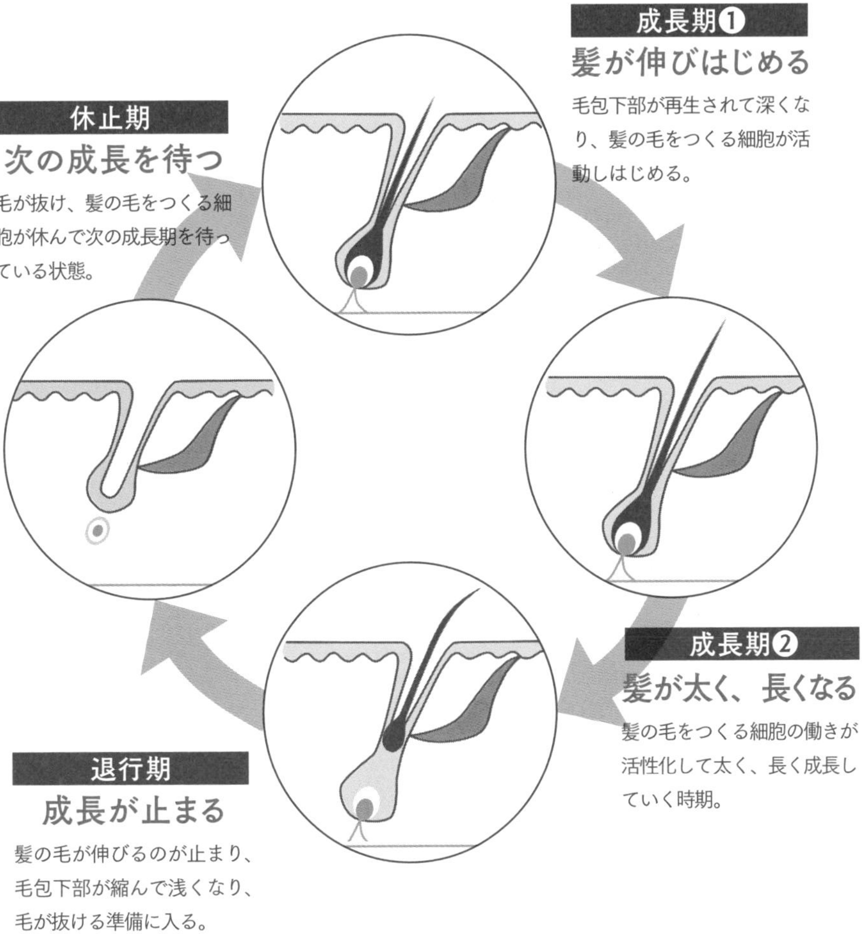
成長期❶
髪が伸びはじめる
毛包下部が再生されて深くなり、髪の毛をつくる細胞が活動しはじめる。
成長期❷
髪が太く、長くなる
髪の毛をつくる細胞の働きが活性化して太く、長く成長していく時期。
退行期
成長が止まる
髪の毛が伸びるのが止まり、毛包下部が縮んで浅くなり、毛が抜ける準備に入る。
休止期
次の成長を待つ
毛が抜け、髪の毛をつくる細胞が休んで次の成長期を待っている状態。

髪の毛の成長期が短く、
抜け毛が増えると薄毛につながる

薄毛が一気に進むことは少なく、髪が伸びて抜ける毛周期を繰り返すごとに、だんだん髪の寿命が短くなります。また、頭皮下の老廃物が蓄積していると毛包が圧迫され、次に生えてくる髪が細くなる、うねるなど髪質が悪化。日頃のお手入れでの髪と頭皮へのダメージも髪の寿命を短くします。

「本質的な髪質改善で薄毛の細く短い毛がだんだん太く、長く！」

髪の毛は、人生で何十回も生え変わりを繰り返しています。薄毛は、加齢などによって、髪が細く短い毛で成長が止まるようになり、本来の寿命より早く抜けるようになることで起こります。それは左のページのように、生え変わるときに段階的に進んでいくのです。早めにそのサインに気づいて頭皮環境を整え、薄毛の進行をゆるやかにして改善の方向へと矢印を向けましょう。

薄毛がはじまるサインは、髪質の変化に現れます。たとえば、「以前より髪が細くなってきた」「直毛だったのにうねりが出てきた」「立ち上がりが悪くなった」「つむじ割れしやすくなった」などの変化が出ていないでしょうか。その頭部のエリアの毛量が、これから何年もかけて減っていくかもしれません。

また、「前髪だけ伸びが悪い」「頭頂部にふわふわとした短い毛が浮く」のなら、髪の寿命が短くなってきています。「毛量が減って地肌が見えてきている」という状態でも諦めないでください。薄毛が進むと改善に年月がかかりますが、頭皮環境をよくすれば、太く長い毛が生えて地肌が隠れるようになる人もいます。

薄毛の進行・改善のイメージ

進行

何もしないと毛が少しずつ
細く短くなり、薄毛が進む

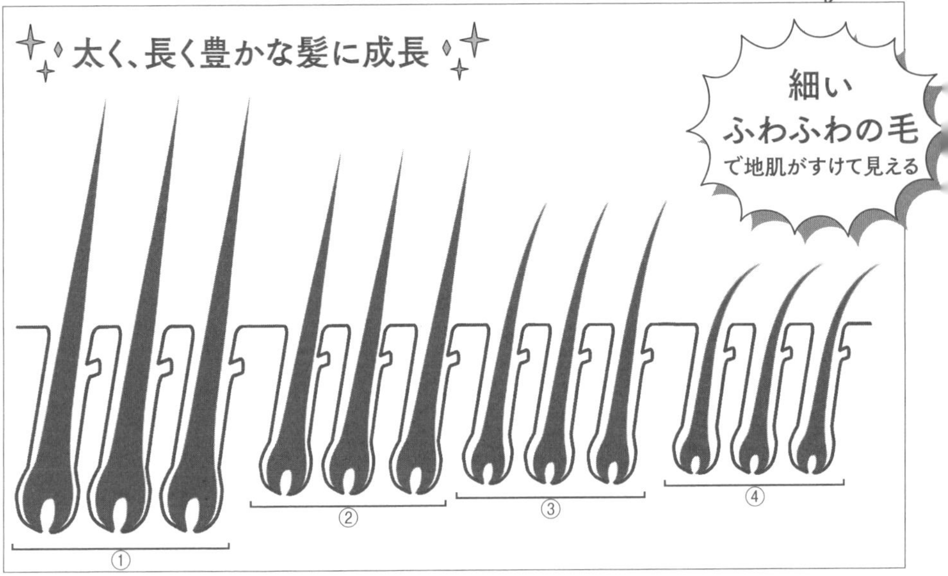
太く、長く豊かな髪に成長
細い
ふわふわの毛
で地肌がすけて見える
①
②
③
④

改善

頭部リンパ流し、減シャンなどを習慣化。
時間をかけて少しずつ太く、長い髪に変化

薄毛改善は長い目で!

頭皮環境が整えば元気な髪が育つ

薄毛が進むときは、髪が生え変わるときにだんだん毛包が浅くなり、毛が細く短い状態で抜けるようになります。生え変わるたびに髪の寿命が4年、2年、1年……と短くなり、毛量感がダウン。改善に向かうときも、髪の生え変わりでだんだん毛包が深くなって毛が太く長くなり、少しずつ寿命が延びます。

「抜け毛を観察すると髪質改善の効果がわかる」

髪の毛は1か月に1~1.5㎝ずつ伸びるといわれます。頭皮下に老廃物が溜まり、さらに栄養や睡眠不足、疲労、ストレスがあると、「髪の毛が細くなる」「うねりが出る」「白髪になる」など髪の状態が変化します。そのため、抜け毛がここ数か月の健康状態を知るバロメーターになるのです。ドライヤーの後など、抜け毛を見つけたら、太さ、うねり方、色などを観察してみてください。薄毛に進んでいないか、生活習慣が乱れていないかなどを振り返ることができます。

「頭部リンパ流し」や「減シャン」「脱コーティング剤」を継続し、頭皮環境を整えると、抜け毛の状態が変わってきます。「毛先のほうはうねって、根元がまっすぐになった」「毛球がふくらんで毛に太さが出てきた」「白髪だった髪の根元が黒くなった」というのなら、髪質改善の効果が出てきている証拠です。髪のうねり、クセが抑えられてまとまりがよくなり、さらに、髪の毛1本1本が太く長くなることで薄毛が改善。白髪の根元が黒髪に戻るのは、頭皮が健康になり、メラニン色素をつくる細胞に栄養が行き届くようになったということです。

異常を知らせる抜け毛

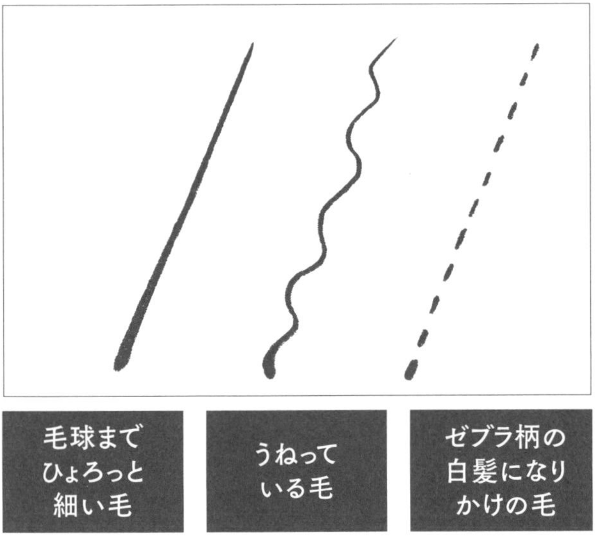
毛球まで
ひょろっと
細い毛
うねって
いる毛
ゼブラ柄の
白髪になり
かけの毛

毛球まで細い毛、うねった毛、白髪になりかけの毛

抜け毛の根の毛球にふくらみがなく、全体が細い場合は、髪の寿命が短くなっている可能性あり。毛にうねりが出ているなら、頭皮下の老廃物の蓄積、疲労やストレスが溜まっているサイン。白髪になりかけの毛は、白、黒、白、黒とゼブラ柄のようになることもあります。

健康毛に戻った抜け毛

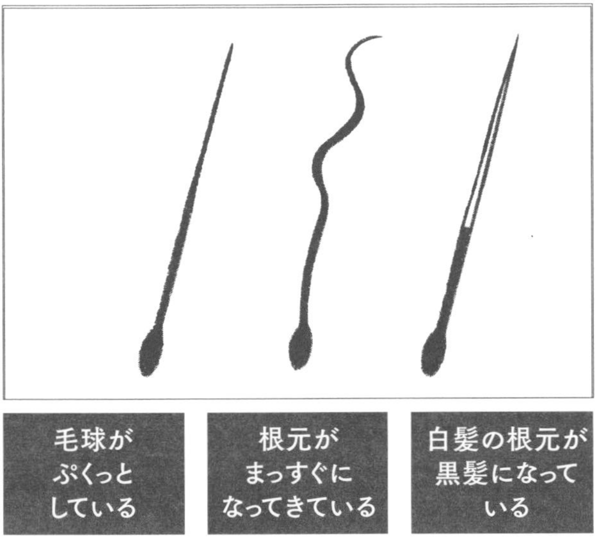
毛球が
ぷくっと
している
根元が
まっすぐに
なってきている
白髪の根元が
黒髪になって
いる

毛が太く、まっすぐになり、白髪が黒色に戻ることも

毛球がぷくっと丸く、その上の毛幹より太いなら、髪の成長期に栄養がしっかり届き、正常な寿命で抜けた健康毛。また、髪質が改善してくると、毛のうねりがゆるくなったり、まっすぐに戻ったりします。頭皮環境を整えることで、白髪だった毛の根元が黒くなることも。

「東洋医学で髪は血余。心と体が満たされて、やっと髪に栄養が届く」

東洋医学では髪を「血余」といい、血の余りが髪を育てると考えられています。生命を維持するのに欠かせない臓器などに優先的に血（栄養）が送られ、心と体が健康になって、余った血がやっと髪に届くということです。

「以前よりも抜け毛や白髪が増えた」「髪にうねりが出てきた」という髪のトラブルは、栄養や睡眠が足りないという体からのＳＯＳかもしれません。髪質改善のペースを速めるには、頭皮環境を健やかにする「頭部リンパ流し」「減シャン」「脱コーティング剤」をし、生活習慣も整えて心と体を健康にしましょう。

髪のトラブルを解消するには、日常生活で「質のいい睡眠」「栄養バランスのよい食事」「血流をよくする運動」などを意識してください。

この中で、特に抜け毛と関係が深いのが「睡眠」です。睡眠の質が悪いと、抜け毛が増えて薄毛が加速します。寝つきが悪い場合は、夜の入浴前、就寝前などに頭部リンパ流しを行ってみてください。１日の脳疲労を取り、自律神経を整えて睡眠の質をよくする効果が期待できます。

心と体を整える美髪習慣

睡眠

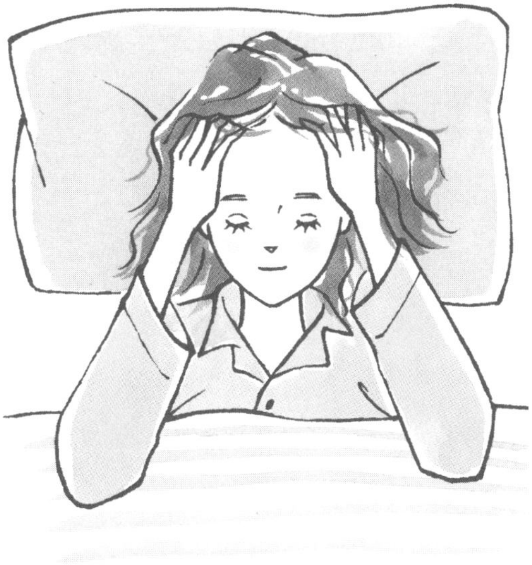

夜に頭部リンパ流しをして 脳疲労を取り、眠りの質をよくする

夜、頭部リンパ流しを行うのは、睡眠の質をよくして美髪をつくるのに最適な習慣。就寝前に頭部リンパ流しで頭皮をほぐすと、1日の脳の疲れ、緊張がほぐれてリラックスできます。寝つきがよくなり、朝までぐっすり眠れるようになる人も。

美髪堂店主の朝食は

野菜、きのこ、卵の具だくさんみそ汁

＋

バナナ

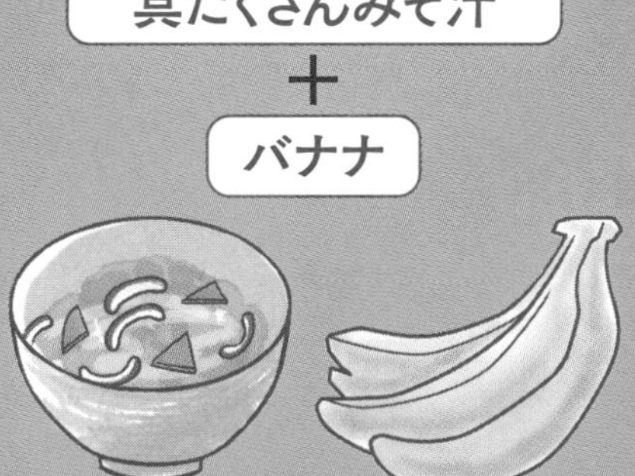

腸内環境をよくすることは健康な体と美髪づくりにつながると考え、具だくさんのみそ汁とバナナを朝食の定番に。みそ汁の具は、食物繊維がとれる野菜、きのこを数種類入れ、最後に卵を落とし入れて火を通し、タンパク質もプラス。発酵食品のみそもとれます。

食事

髪の材料のタンパク質と腸内環境を整える食材を意識的にとる

髪の主成分のタンパク質を、肉、魚介、大豆製品、卵などからとりましょう。また、健康の要である腸内環境を整えれば美髪も育ちやすくなります。食物繊維を含む野菜、きのこ、海藻、穀類などをとれば腸も髪もキレイに！

美髪づくりQ&A

頭部リンパ流し、減シャン、脱コーティング剤を実践するうえでの疑問、
髪のトラブルに関する疑問に回答！　参考にし、美髪を育てる習慣を身につけていきましょう。

頭部リンパ流し 編

Q. 頭部リンパ流しをもっと短時間で行う方法は？

A. 時間がないときは2分ほどで完結するショートバージョンがおすすめ

頭部リンパ流しの実践編（P.40〜参照）では、頭部の5つのエリア別にほぐし方を紹介しました。忙しくて時間がないときは、髪のトラブルが気になるエリアのみほぐしても OK。また、頭部全体を2分ほどでほぐせる、こちらのショートバージョンが手軽です。毎日少しでも頭皮にふれてほぐし、老廃物の蓄積を防ぎましょう。

1

頭を横に倒して首の横をストレッチ

まず、頭皮下の老廃物が下りてくる首のリンパ節の詰まりをほぐして出口確保。頭に左手をのせ、ゆっくりと左に倒して10秒キープ。反対側も同様に行う。

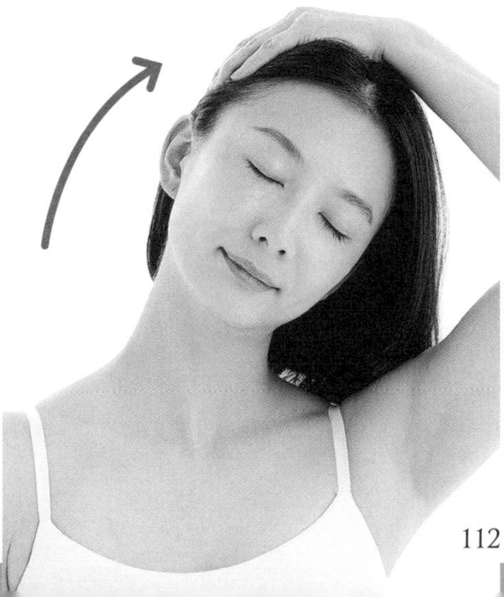

2
指の腹を頭皮に押し当てなぞり上げる

両手の指の腹を左右の側頭部（耳の上あたり）の頭皮に押し当て、8秒ほどかけて頭頂部に向かってなぞり上げる。

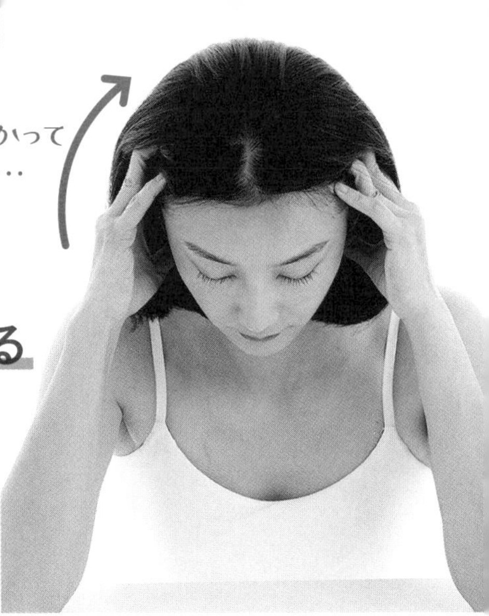
頭頂部に向かって
ググググ…

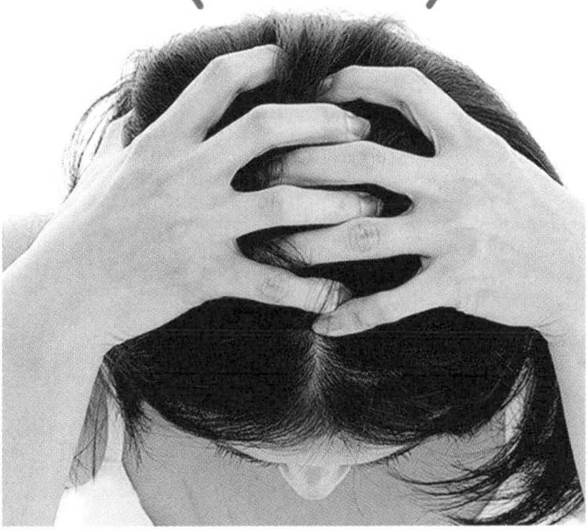
頭頂部を押して
グッ

3
頭頂部まできたら指を交差して押す

頭頂部で左右の手の指を交差させて組み、指の腹で押して刺激。2に戻り、手の位置を斜め、前後などに移動して頭皮全体をなぞり上げる。

4
頭皮を手のひら全体で包み込んで動かす

手のひら全体で頭皮をすっぽりと包み、円を描くように位置を変えながら動かし、全体をほぐす。

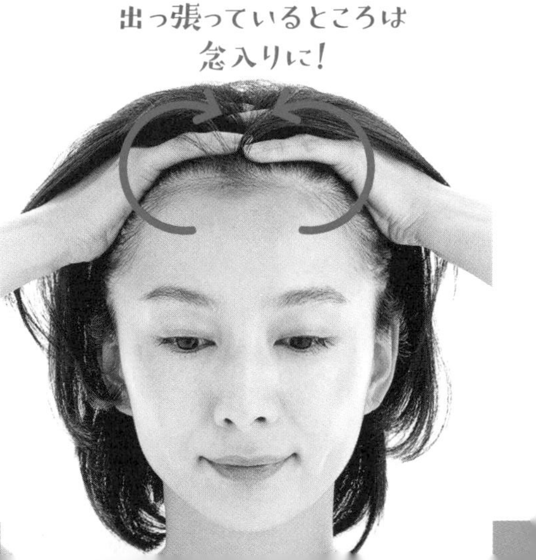
出っ張っているところは
念入りに！

Q. 頭皮がブヨブヨして やわらかい場合は どのようにマッサージすればいい？

A. 強く押さず、手のひらで頭皮を包み 軽い力で揺らしてむくみを取りましょう

頭皮が硬くてボコボコしている人がほとんどですが、まれにブヨブヨしてやわらかい人もいます。頭皮下に老廃物が溜まって固まっているのではなく、余分な水分が滞ってむくんでいるような状態です。そのような場合は、頭皮を指の腹で押し回すと過度に刺激してしまう可能性があります。頭皮がブヨブヨしているタイプの人は、下の方法を参考にしてください。手のひら全体を使い、軽い力で小刻みに揺らして下ろしていき、耳や首のリンパ節に流しましょう。頭部のむくみが取れ、頭が少し小さくなる人もいます。

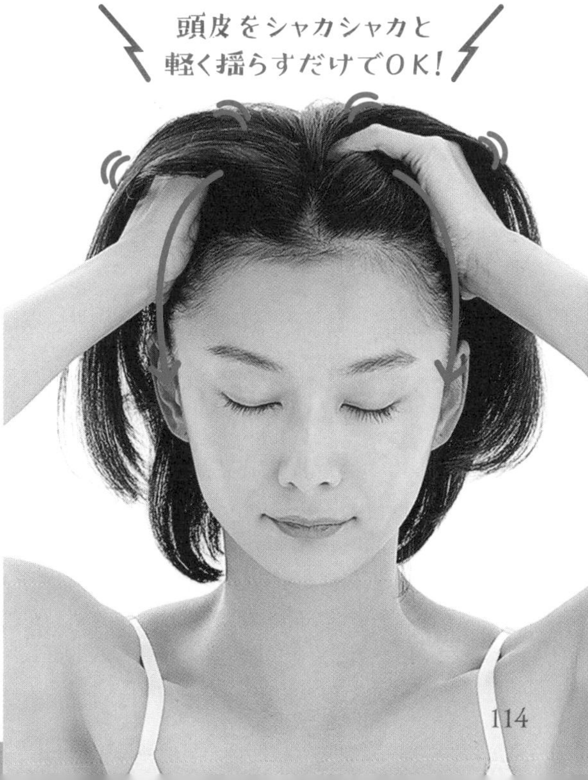
頭皮をシャカシャカと
軽く揺らすだけでOK!

頭皮を手のひらで包み込み小刻みに揺らしながら下ろす

髪の毛をかき分けて側頭部に手のひらを当てる。軽い力で小刻みに速く揺らしながら、だんだん耳の近くに下ろしていく。回数は100回が目安。前後など手の位置を変えて頭皮全体をやさしくほぐす。

Q. 頭部リンパ流し後、頭皮下の老廃物が下ろせたかチェックする方法は？

A. 最後に首すじに手のひらを当て熱く感じなければOK

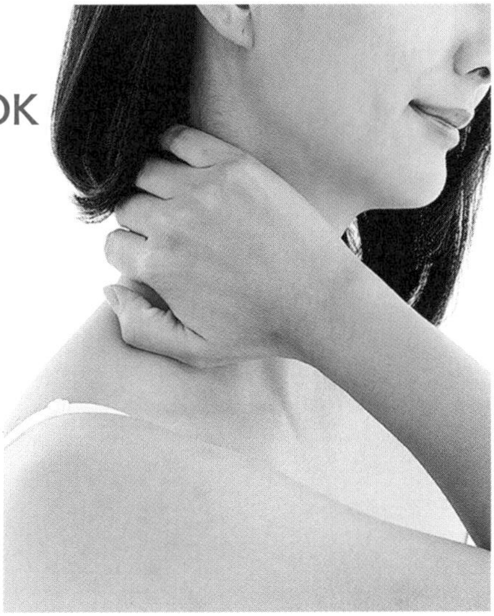

首すじが熱を持ったようにほてっていると、首のリンパ節の近くの筋肉が緊張し、頭皮下の老廃物が流し下ろせていない可能性あり。準備の「首リンパ開き」（P.41参照）と仕上げの「首リンパ下ろし」（P.52参照）も毎回セットで行いましょう。頭皮下の老廃物を流し下ろせると、首すじをさわったときに熱く感じません。

Q. 頭部リンパ流しは頭皮用ブラシを使って行ってもいいの？

A. 老廃物のボコボコをとらえてほぐしやすい手を使うのがベスト

手指が痛いときなどは頭皮用ブラシを使ってもOKですが、そうでなければ手を使いましょう。頭皮に手の指の腹を押し当てて動かすと、ボコボコ感、出っ張りなどが感触からわかり、老廃物が溜まっている場所を見つけてほぐしやすくなります。また「手当て」という言葉がありますが、子どものころ、親に痛いところを手でさすってもらうと痛みがやわらいだ経験はないでしょうか。手にはさわるだけでも自然治癒力を集中させる力があるといわれています。

Q. 頭皮のゴシゴシ洗いは絶対にしてはいけないの？

A. 汚れが気になる場合はときどきゴシゴシ洗いをしてもOK

揚げ物など油を使う調理をした日、汗を多くかいた日などは髪や頭皮の汚れが気になるのではないでしょうか。また、頭皮のゴシゴシ洗いを止めることに抵抗がある人もいるかもしれません。それで減シャンを止めたくなるのなら、汚れや気分に応じて、頭皮をしっかり洗う日を設けてください。普段のシャンプーでは髪のみをもぞもぞ洗いし、週1回だけ頭皮まで指を当てて手早く洗うなど、自分仕様にやり方をアレンジし、継続していきましょう。

Q. 減シャンのお湯の温度はどれぐらいがいいの？

A. 体が冷えないことが大切。40℃ぐらいを目安に

酸化した皮脂はお湯や水でも落ち、お湯の温度が高くなるほど落ちやすくなります。減シャン（または湯シャン）では、40℃ぐらいのぬるま湯を目安にするとよいでしょう。しかし、寒いときは40℃のお湯では体が冷えてしまうかもしれません。それでは続けるのがつらくなり、血流も悪くなってしまうので、お湯の温度を上げてもOK。

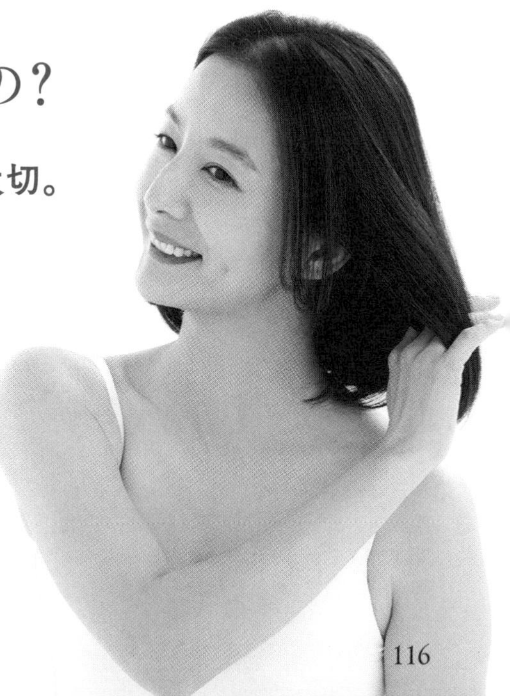

Q. コーティング剤が含まれない石けんシャンプーはいい？

A. 髪がギシギシしやすくなります

髪は弱酸性で石けんシャンプーは弱アルカリ性。石けんシャンプーで髪を洗うとキューティクルが開き、髪がきしんでギシギシし、石けんカスが残る可能性も。使用してみて髪と頭皮の状態に問題がないのならよいのですが、無理をせず今使っているシャンプーで減シャンをすれば、頭皮の皮脂の落とし過ぎを防げます。

Q. スタイリング剤をつけるなら何がいい？

A. 応急処置として椿油など天然成分100％のヘアオイルを

スタイリング剤は、つけることで髪を重くし、時間が経つとペタンコに寝やすくなります。また、コーティング剤が含まれることが多く、キューティクルを剥がす原因にも。普段はスタイリング剤をつけないほうが毛量感やツヤのある素髪をつくれます。イベントの日など、どうしても髪にツヤが欲しいときは、化学成分を含まない天然成分100％の椿油などをつける方法があります。

Q. ヘアカラー剤のジアミンは避けるべき？

A. アレルギーがなければ避けなくてOK

ジアミン（パラフェニレンジアミン）は、ほとんどのヘアカラー剤に含まれる酸化染料。ジアミンは髪にダメージを与えるものではありませんが、ジアミンで頭皮などにアレルギー性接触皮膚炎を起こす場合があるため、サロンによってはノンジアミンカラーを使用した施術もあります。パッチテストで問題なければ、避ける必要はありません。

Q. コーティング剤なしのトリートメントはある？

A. コーティング剤フリーのヘアパックがあります

数は少ないのですが、コーティング剤フリーのヘアパックなどがあります。美髪堂では、髪のダメージが気になるお客様にコーティング剤を含まないオーガニックのヘアパックを施術で使用することがあります。トリートメントだけに頼って髪をキレイに見せようとするのではなく、まず、頭部リンパ流しなどで美髪を育てることを優先しましょう。

Q. 薄毛や白髪を防ぐには パーマを控えたほうがいい？

A. 月に1回なら大丈夫。それよりも日ごろの髪と頭皮のお手入れを重視して

パーマ液のアルカリ剤などは髪と頭皮にダメージを与えますが、多くても月1回ほどの施術ですよね。それよりも毎日のシャンプーで頭皮の皮脂を取り過ぎてしまうこと、トリートメントのコーティング剤を髪や頭皮に上塗りすることのほうがダメージの影響が大きくなります。その習慣を変えれば、パーマを避けなくても大丈夫。直毛で毛量が少なく、ボリュームが出にくい人は、パーマをかけたほうがふわっとしてボリューム感が出ます。

Q. 縮毛矯正を続けていたら 髪が硬くなった……これはなぜ？

A. 強アルカリのパーマ液＋高温のアイロンによって髪がダメージを受けます

縮毛矯正では、普通のパーマよりもアルカリ度が高い薬剤が使用されます。その薬剤を髪に塗って長時間おき、さらに高温のアイロンで髪をはさんで強制的に縮れた毛をまっすぐにします。そのため、普通のパーマに比べて髪と頭皮への負担が大きいのです。髪にタンパク変性が起きるので、硬くなる原因になります。縮毛矯正を長年続けることで、頭皮環境を悪化させ、髪の寿命が短くなって、薄毛などの髪のトラブルを進めてしまうケースもあります。

Q. 健康な頭皮は何色？

A. 青白くて弾力のある頭皮が健康

頭皮は、青白くて弾力のある状態が健康ですが、炎症を起こしているとピンク色や赤みを帯び、悪化すると赤黒い色になることがあります。頭皮に異常があると、そこから生えてくる髪質が悪化し、薄毛などを招きます。まず、減シャン、脱コーティング剤をし、頭皮の炎症が落ち着いてきたら、頭部リンパ流しをして頭皮環境を整えて。

Q. 白髪は抜かないほうがいいの？

A. 抜くと毛包を傷つける恐れも

成長期の髪を抜くと、毛包や毛母細胞がダメージを負い、次に生えてくる髪も白髪となって、細い髪になる可能性もあるため抜かないようにしましょう。白髪が気になって根元から切ってしまうと、ハリネズミのように毛が立ってより目立ってしまうことも。ヘナ100%、香草カラーなど髪と頭皮にやさしい白髪染めをするのがおすすめです。

Q. 髪の紫外線対策にUVスプレーをしたほうがいい？

A. 日常生活ではつけなくてもOK

日常生活で2時間ほど外出するぐらいなら、髪への紫外線対策は必要ありません。山、海に行くときなど、長時間紫外線を浴びるときは、帽子をかぶるか日傘をさすなどして頭皮と髪を守るとよいでしょう。髪のUVスプレーもありますが、コーティング剤が含まれていることが多いため、おすすめはできません。

Q. 湿気の多い日に髪がうねるのはなぜ？

A. スタイリング剤をつけると湿気の影響を受けやすい

髪の表面にスタイリング剤をつけると、それが空気中の湿気を吸って髪がうねり、ペタンコに寝てしまいやすくなります。また、素髪の水分量が少なくパサついていることで湿気を吸い、うねりが出ているかもしれません。頭部リンパ流しなどで潤いのある素髪を育てれば、雨の日や湿気の多い日もヘアスタイルが崩れにくくなります。

Q.「薄毛」と「円形脱毛症」は何が違うの？

A. 薄毛はじわじわ進み、円形脱毛症は突然、部分的に抜け毛が増えます

「薄毛」は、乱れた毛周期を繰り返すことで、何年、何十年もかけてゆっくり進みます。頭頂部に細くて短いふわふわした毛が増えるのは、薄毛が進んでいるサインです。一方、「円形脱毛症」は、ストレス、過労、睡眠不足など何らかの原因で、突然、部分的に毛が抜ける症状。軽症であれば原因を除くことで毛が生えてくるようになります。また、女性の場合は、産後のホルモンバランスの変化で一時的に抜け毛が増える「分娩後脱毛症」、ポニーテールなど髪を強く引っ張るヘアスタイルを続けることで起こる「牽引性脱毛症」なども見られます。

Q.白髪は何歳からでも黒髪に戻せるの？

A. 体と頭皮を健やかにすることで黒髪に復活する望みはあります

髪の黒色のもとになるメラニン色素をつくる細胞に栄養を届けるには、食事や睡眠など生活習慣を整え、この本の「頭部リンパ流し」と「減シャン」「脱コーティング剤」を行って体と頭皮を健やかにしましょう。私自身、それを実践することで、58歳になりますが白髪の根元が黒髪に戻った抜け毛を見つけることがあります。また、同じように、50代以上のお客様から「白髪が黒髪に復活した」という喜びの報告も！　お客様から、91歳の親御さんが栄養バランスのよい食事にして白髪が減ったというお話も聞いたことがあり、何歳からでも髪質改善をめざせるのです。

Q. グレーヘアをステキに見せる方法は?

A. 素髪に潤いがあるとグレーヘアが美しく見えます

白髪を染めて隠すのではなく、ありのままのグレーヘアを楽しむのもステキですね。頭部リンパ流しなどで潤いとコシ、立ち上がりのいい髪を育てれば、グレーヘアがより魅力的になります。また、髪が伸びっぱなしだと疲れた印象になることがあるので、こまめにカットするか、ロングヘアならパーマをかけて髪に動きを出し、華やかにする方法も。

Q. ブラッシングをこまめにしたほうがいいの?

A. 摩擦し過ぎると髪のダメージに

髪のためのブラッシングが目的の場合、洗髪後の毛先のもつれ、からまりはブラシでときましょう。でも、乾いた髪を1日に何回もブラッシングすると、摩擦によってキューティクルにダメージを与え、静電気も引き起こしやすくなります。また、頭皮のマッサージを目的にした頭皮用ブラシがありますが、手を使って頭皮をほぐすほうがおすすめです。

Q. 季節の変わり目は抜け毛が増える?

A. 夏の終わりから抜け毛が増える人も

髪の毛は基本的に毛周期によって生え変わりますが、春と秋、特に夏の終わりから10〜11月に抜け毛が増えると訴えるお客様がよくいます。近年、日本の夏は酷暑になっていて、その体へのダメージも影響しているかもしれません。頭部リンパ流しや減シャンなどで頭皮を健やかにする習慣は、季節の変わり目の抜け毛を減らすことにも役立ちます。

Q. 頭皮のかゆみ、ニオイの原因は何?

A. 頭皮フローラが乱れているかも

腸のように頭にも「頭皮フローラ」があり、さまざまな細菌(善玉菌、悪玉菌など)がバランスをとり合ってバリア機能を維持しています。シャンプーでの皮脂の取り過ぎ、トリートメントなどのコーティング剤は、頭皮フローラを乱れさせ、かゆみ、乾燥、ニオイなどの原因に。減シャン、脱コーティング剤は、頭皮フローラを整えることにもつながります。

ヘアケア製品カタログ

髪のケア製品がこちら。現在、お使いのシャンプーで減シャンをしてコンディショナー、
が、ヘアケア製品にもこだわりたいという人は参考にしてください。

シャンプー

パミロール
リーセット シャンプー

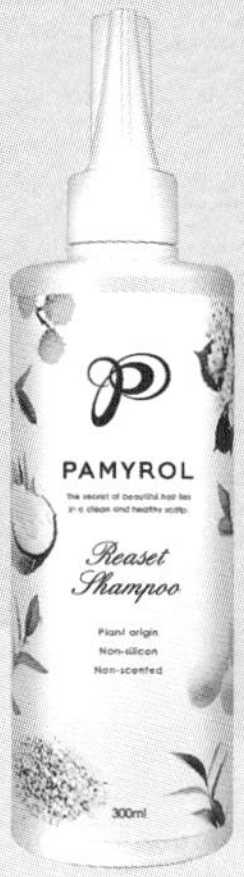

頭皮にはりついた酸化した皮脂、スタイリング剤、シリコン剤を取り除けるシャンプー。汚れを浮かせて洗い流しながら潤いをキープし、頭皮を健康に導きます。髪も余分なものを取り除くことで根元の立ち上がりがアップ。300㎖ 1,980円（税込）／パミロール

エルゴ
ヘアソープ

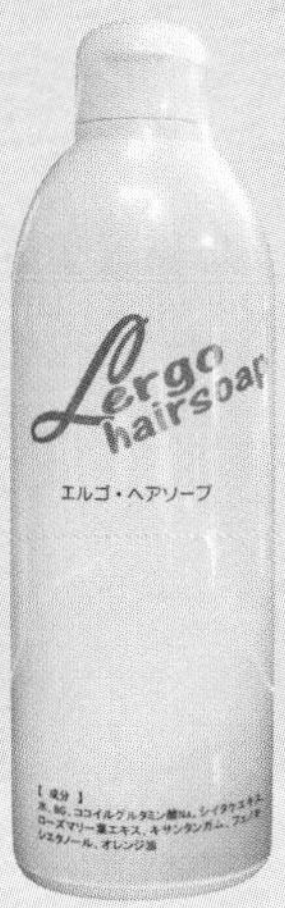

エルゴチオネインという抗酸化力があるアミノ酸が配合されたシャンプー。エルゴネチオンは、縮毛を改善する働きなどが期待できる成分。洗浄力が弱く、減シャンから湯シャンをめざす人に最適なシャンプーです。330㎖ 7,480円（税込）／エルゴチオネイン美容研究会

ダーマライズ
バージンフィニッシュ シェイクシャンプー

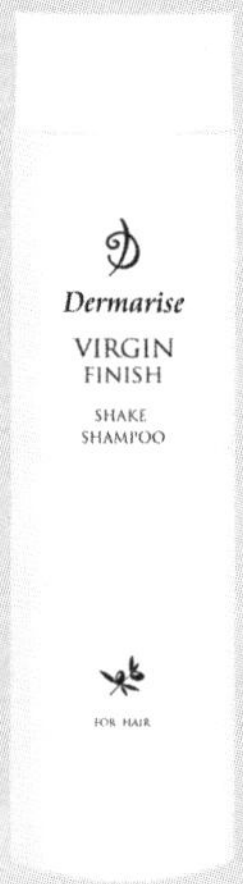

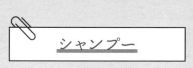

頭皮が敏感な人のために開発されたシャンプー。コーティング剤など頭皮や髪への刺激になる成分を排除し、天然のオリーブ油を配合。乳化剤が入っていないため、洗浄成分とオリーブ油が分離するので使う直前にシェイクして使用します。250㎖ 4,180円(税込)／ダン

髪と頭皮にやさしい

美髪堂の施術で使用しているコーティング剤フリーのシャンプー、頭皮と
トリートメントなどを止めることでも頭皮と髪へのダメージは抑えられます

頭皮と髪のケア

エルゴ
ヘアローション

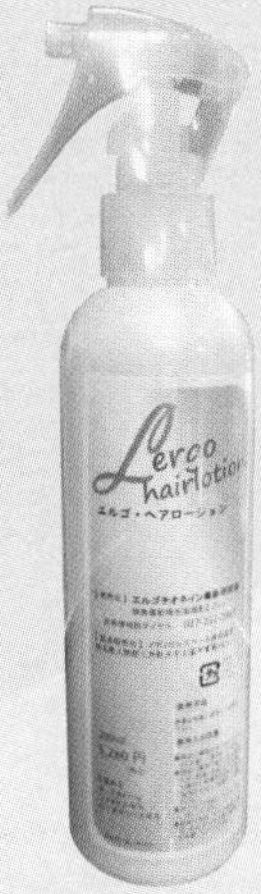

キノコから抽出された強力な抗酸化作用を持つアミノ酸のエルゴチオネインを配合。これが髪の毛のジスルフィド結合に作用して髪を太らせ（肥毛効果）、さらに、うねりを改善してまとまりのいい髪質に導きます。200mℓ 5,280円（税込）／エルゴチオネイン美容研究会

ダーマライズ
バージンフィニッシュ ヘアパック

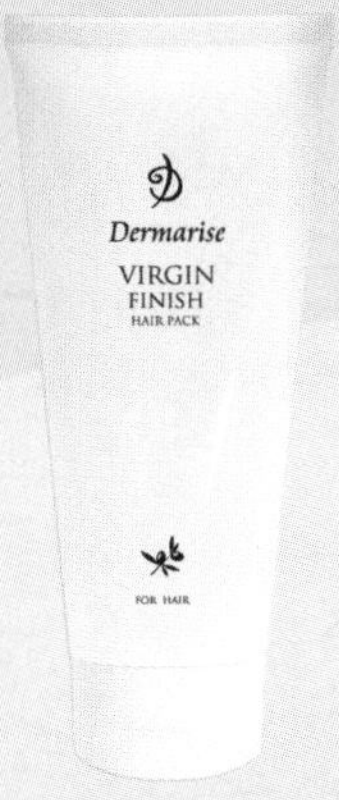

コーティング剤不使用のヘアパック。肌用の美容オイルにも用いられる天然オリーブ油とシアバターのオーガニックオイルを使用。毛先だけではなく、頭皮と髪全体になじませると洗髪により失われる皮脂膜成分を自然に補い、潤いを強化。180g 4,950円(税込)／ダン

ダーマライズ
バージンフィニッシュ ローション

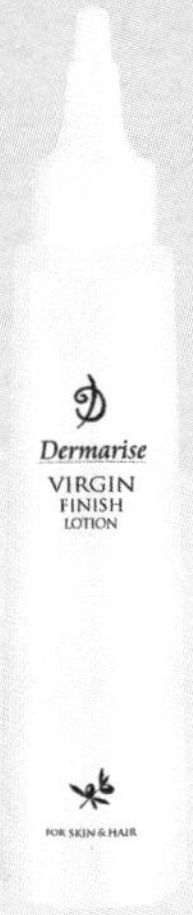

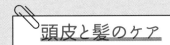

コーティング剤フリーの頭皮や髪、顔の肌にも使える保湿剤。洗髪後に頭皮と髪になじませるとイタリア産オリーブ由来のセラミド様成分が角質内のラメラ層を強化してバリア機能をサポート。頭皮の乾燥や荒れを防ぎ、髪にツヤを与えます。150mℓ 5,500円(税込)／ダン

おわりに

薄毛や白髪は年齢のせい……と諦めていませんか？　私自身、高校時代から自分の髪質に悩んできました。それが出産、更年期を経てさらにボリュームが出しづらく、貧相な髪の毛に……。でも「これも年のせい、仕方ない」と、どこか諦めてしまっていました。

ところが8年前に、お客様のひょんな一言をきっかけに「頭部リンパほぐし矯正」という施術にめぐり合い、実際に施術も受けて大変驚きました。頭皮をほぐすだけで、その場で髪のクセやうねりが改善するなんて！　これは長期的に続ければ薄毛や白髪の改善も夢じゃない！

それから日々、少しずつ頭皮のことや老廃物について考えながら過ごしていましたが、何よりも効果を自分で体感したのは、3年前に入院をしたときでした。退院後、鏡に映る自分の髪の毛に愕然。ボリュームがないだけでなく、見るも無残なほどパサパサでうねった髪になってしまっていたのです。

美容師としてこんな髪ではお店に立てないと思い、それから毎日真剣に自分の頭皮と向き合い、マッサージを日課にしました。するとびっくり！　1年ほど継続したところで明らかに髪質が改善されたのです。抜けた毛が太くなり、髪のツヤも復活しました。また、抜けた髪の毛を見てみると、毛先が白いのに根元が黒い毛が時々見受けられたのです……！

一度白髪になってしまった毛は、もう黒くならないと思い込んでいたので、とても驚きました。効果を感じられたら俄然、毎日の取り組み方も真剣になるというもの。

おかげで今では30代のころと比べても、髪のボリュームがかなり増えたと自負しています。

そして日々のサロンワークで、薄毛に悩んでいる方の9割以上の方がむしろ薄毛を加速させてしまうようなお手入れをなさっている、ということに驚かされます。

「髪が薄くなってきた」といつもの美容師さんに相談すると、「白髪染めはヘアマニキュアにしましょう」「毛穴の皮脂詰まりを取りましょう」「薄毛のためのトリートメントをしましょう」と言われ、実行しているのに薄毛がひどくなった……という方ばかりです。これらの方法では、一見髪をきれいに見せてくれますが素髪は傷んでいきます。

髪のお悩みが出てくると皆さんいろいろな方法を試されているのですが、それが却って仇となってしまっている方がとても多いように感じます。この本が、髪のお悩み解決の一助となってくれることを願っています。

最後に「頭部リンパほぐし」をご教示いただいた根岸先生、「肌科学の基本原則」を教えてくださったダン株式会社の打田社長との出会いなくしては今の美髪堂は存在しません。

心より感謝申し上げます。

美髪堂店主　**横田有里恵**

横田有里恵（美髪堂）

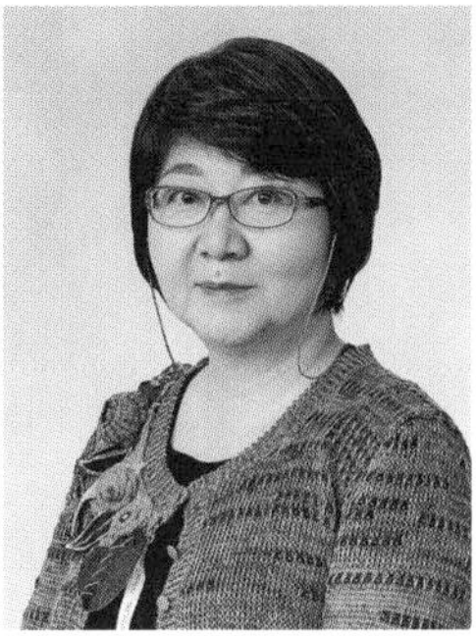

素髪の美しさを追求するヘアサロン「美髪堂」店主。自身のネコっ毛や加齢による髪の悩みを改善したいと試行錯誤する中で「頭部リンパほぐし」に出合い、髪のトラブルの根幹は頭皮下に蓄積する老廃物であることを知る。その後、さまざまな研究を重ね自身のメソッドを確立。サロンで提供したところ、薄毛や脱毛症、クセ毛、細毛など、多くのお客様の髪の悩みが改善。このメソッドをＹｏｕＴｕｂｅで公開するやいなや大反響を呼び、サロンの新規予約は半年待ちに。現在も、髪に何かをつけてキレイに見せるのではなく、本質からよみがえらせるという観点から頭皮と髪のケアを組み合わせた施術を追求している。

【YouTube】
美髪堂

【サロン】
美髪堂
東京都世田谷区梅丘1-20-9
TEL：03-5799-7690

【商品の問い合わせ先】
ダーマライズ オンラインショップ（ダン）https://dermarise.jp/　☎0120-205-880
エルゴチオネイン美容研究会　http://iikami.shop-pro.jp/　☎027-212-2888
パミロール　https://www.pamyrol.co.jp　☎042-571-1111
美髪堂　https://www.bihatsudo.jp/

※美髪堂のホームページからもP.122～123に掲載した商品を一部購入可能ですが、
お急ぎの場合は商品の販売元にお問い合わせください。

【参考文献】
『頭スッキリ、気持ちいい! 毎日5分! 自分でできる頭皮マッサージ』（セルバ出版）やすっち・著
『シャンプーをやめると、髪が増える』（角川書店）宇津木龍一・著

Staff

デザイン　舛沢正子
撮影　山上 忠
ヘアメイク　大門友子
モデル　澤田泉美
イラスト　戸村桂子
編集協力　掛川ゆり

頭部リンパ流しで髪が増えた！

2023年2月14日 第1刷発行
2024年2月29日 第7刷発行

著者　横田有里恵
発行人　土屋徹
編集人　滝口勝弘
編集　彦田恵理子

発行所　株式会社Gakken
〒141-8416 東京都品川区西五反田2-11-8
印刷所　大日本印刷株式会社
DTP　株式会社グレン

○この本に関する各種お問い合わせ先
本の内容については、下記サイトのお問い合わせフォームよりお願いします。
https://www.corp-gakken.co.jp/contact/
在庫については　TEL:03-6431-1250（販売部）
不良品（落丁、乱丁）については　TEL:0570-000577
学研業務センター　〒354-0045　埼玉県入間郡三芳町上富279-1
上記以外のお問い合わせは　TEL:0570-056-710（学研グループ総合案内）

学研グループの書籍・雑誌についての新刊情報・詳細情報は下記をご覧ください。
学研出版サイト　https://hon.gakken.jp/